Mosaik
bei GOLDMANN

Buch

In frischen Obst- und Gemüsesäften steckt die konzentrierte Heil-
kraft der Natur. Wer sie regelmäßig trinkt, fühlt sich wohl, beugt
Krankheiten vor und kann sogar Beschwerden heilen. Bernard
Jensen informiert über die wichtigen Inhaltsstoffe von Obst,
Gemüse und Kräutern und führt in die Grundlagen der gesunden
Ernährung ein. Er stellt über 100 Rezepte für köstliche Säfte und
raffinierte Mischgetränke wie Milch-Shakes, Protein-Drinks oder
eiskalte »Smoothies« vor, dazu gesunde Saft-Ideen für Babys und
Kinder. Der Leser erfährt, welche Obst- und Gemüsesorten sich
am besten zu Saft verarbeiten lassen und wie man sie ganz ein-
fach und Vitamin schonend zubereitet.

Autor

Dr. Bernard Jensen praktiziert seit über 70 Jahren natürliche Heil-
methoden, veranstaltet auf der ganzen Welt Vorträge und hat
mehr als 350 000 Patienten behandelt und beraten. Er wurde für
seine Arbeit auf dem Gebiet der gesunden Ernährung und der
Naturheilkunde mit zahlreichen Preisen ausgezeichnet.

BERNARD JENSEN

Der Fruchtsaft-Doktor

Gesundheit und ein langes Leben mit der Kraft der Vitamine

Aus dem Amerikanischen von Andrea Längst

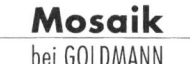

Mosaik
bei GOLDMANN

Die hier vorgestellten Informationen sind nach bestem Wissen und Gewissen geprüft, dennoch übernehmen Autor und Verlag keinerlei Haftung für Schäden irgendeiner Art, die sich direkt oder indirekt aus dem Gebrauch der hier vorgestellten Anwendungen ergeben. Bitte beachten Sie in jedem Fall die Grenzen der Selbstbehandlung und nehmen Sie bei Krankheitssymptomen professionelle Diagnose und Therapie durch ärztliche oder naturheilkundliche Hilfe in Anspruch.

Deutsche Erstausgabe März 2002
© 2002 Wilhelm Goldmann Verlag, München,
ein Unternehmen der Verlagsgruppe Random House GmbH
© 2000 Bernard Jensen International
Published by arrangement with NTC/Contemporary Publishing Group. Inc.
Originaltitel: Dr. Jensen's Juicing Therapy
Originalverlag: Keats Publishing, Los Angeles
Dieses Werk wurde vermittelt durch die Literarische Agentur
Thomas Schlück GmbH, Garbsen
Umschlaggestaltung: Design Team München
unter Verwendung folgender Fotos:
Umschlag: Premium/Stock Image
Umschlaginnenseiten: Guido Pretzl
Redaktion: Gerhild Gerlich
Satz: Barbara Rabus, Sonthofen
Druck: GGP Media, Pößneck
Verlagsnummer: 16372
kö · Herstellung: Max Widmaier
Printed in Germany
ISBN 3-442-16372-2
www.goldmann-verlag.de

1 3 5 7 9 10 8 6 4 2

Inhalt

Teil 1
Die Safttherapie: Wie man Säfte erfolgreich anwendet

Inhalt

Teil 2

Natürliches Mixen für Gesundheit und Wohlbefinden

Rund ums Mixen:

Vorwort

Die erste Begegnung mit der heilenden Kraft von Säften hatte ich gleich zu Beginn meiner beruflichen Laufbahn, als eine dreißigjährige Frau mit 13 offenen Geschwüren an den Beinen in meine Praxis kam, von denen einige die Größe von Zweimarkstücken hatten und eiterten. Drei Jahre Behandlung durch verschiedene Ärzte hatten ihr nicht geholfen.

Sie war an zwei der besten Kliniken der Vereinigten Staaten untersucht und therapiert worden. In einer der beiden Kliniken hatte man sie wegen Kalziummangels behandelt, weil ihr dortiger Arzt glaubte, dass die festgestellte Hypokalzämie zumindest teilweise für ihren Zustand verantwortlich sei. Er hatte ihr daraufhin synthetisches Kalzium verordnet, das ihr Körper jedoch nicht assimilieren, das heißt aufnehmen und verwerten konnte.

Die junge Frau wurde immer verzweifelter, bis ihr jemand von mir und meiner Arbeit als klinischem Ernährungsfachmann erzählte.

Während sie mir ihren Leidensweg schilderte, fragte ich mich besorgt, wie ich einem Menschen würde helfen können, der bereits von so vielen Ärzte vergeblich behandelt worden war. Dann fielen mir die Alten im Hunza-Tal in Pakistan ein, wo selbst die über Hundertjährigen noch immer alle Zähne, kräftige Knochen und eine gesunde Haut besaßen. Woher bezogen diese Menschen das notwendige Kalzium? Warum war ihr Kalzium-Blutspiegel so gut reguliert? Bestimmt lag es zum größten Teil daran, dass sie so viel frisches Grüngemüse aßen.

9

Frisches Grüngemüse enthält einen hohen Anteil an Beta-Karotin, der Vorstufe von Vitamin A, einem Vitamin, das dem Körper bei der Kalziumregulierung behilflich ist. Grüngemüse ist zudem kalziumreich. So kam ich auf die Idee, dass der Heilungsprozess der Geschwüre beschleunigt werden könnte, wenn ich die Patientin dazu bringen konnte, täglich den Saft verschiedener Grüngemüse zu trinken.

Dadurch würde sie leicht resorbierbares natürliches Kalzium zu sich nehmen und gleichzeitig ausreichend Vitamin A, das dem Organismus hilft, seine Verteilung im Körper zu regulieren.

Ich halte viel davon, Patienten zur Mitarbeit anzuhalten, um sie so an ihrer Heilung aktiv zu beteiligen. Tag für Tag ließ ich die junge Frau Grüngemüse schnippeln – Spinat, Löwenzahnblätter, Grünkohl und alles Mögliche.

Wir wässerten die Blätter, bis alle gesunden grünen Säfte in das Wasser übergegangen waren. Dann strichen wir das Ganze durch ein Mulltuch. Jeden Tag trank die Patientin stündlich ein Glas dieses mit Wasser verdünnten grünen Gemüsesaftes.

Es war ein hartes Stück Arbeit, aber es war die Mühe wert. Nach drei Wochen waren die Geschwüre abgeheilt. Das Geheimnis lag im Saft! Was die verschriebenen Medikamente nicht geschafft hatten, hatte Mutter Natur vollständig kuriert.

Meiner Überzeugung nach spielte das Blattgrün eine ganz zentrale Rolle bei der Heilung. Chlorophyll ist das Lebenselixier der Pflanzen, quasi ihr »Blut«, und es ist eines der besten Blutreinigungsmittel, das ich je bei meinen Patienten eingesetzt habe. Der grüne Farbstoff der Pflanzenzellen reinigt das Blut, indem er den Darm von den Giften befreit, die üblicherweise in die Blutbahn übergehen. »Ist dein Inneres grün, ist dein Inneres auch sauber«, sage ich immer zu meinen Patienten. Die Erfahrung hat mir gezeigt, wie viel die Reinigung des Darmes durch chlorophyllreiche Getränke wert ist. Ein sauberer, von Giftstoffen befreiter Darm hilft, Krankheiten zu vermeiden.

Dieser Heilungserfolg und viele hundert weitere Erfolge haben mir schließlich meinen guten Ruf verschafft und mein Vertrauen in die Dinge gestärkt, die ich in das Leben und in den Körper meiner Patienten einbringe.

Ich freue mich, wenn ich sehe, wie sich die Gesundheit meiner Patienten verbessert. Säfte sind eine wunderbare Nährstoffquelle, von der wir alle profitieren können, um ein Höchstmaß an Gesundheit und Wohlbefinden zu erlangen.

Säfte (und auch andere Flüssigkeiten) stellen die schnellste Methode dar, Nährstoffe in leicht verdaulicher und assimilierbarer Form in die Blutbahn und das Lymphsystem zu befördern, die für die Zellversorgung und die körperliche Gesundheit verantwortlich sind. Allgemein geht man davon aus, dass Obstsäfte die größeren Vitaminlieferanten, die Gemüsesäfte dagegen die größeren Mineralienspender sind, obwohl Obst und Gemüse beides enthält. (Säfte sollten frisch, möglichst gleich nach ihrer Zubereitung getrunken werden, da einige Vitamine und Mineralien an der Luft rasch zu oxidieren beginnen. Außerdem halten sich Enzyme in Säften nicht lange.) Frische und Reife sind zwar Faktoren, die sich auf den Nährwert von Obst und Gemüse auswirken, doch die Qualität des Bodens, auf dem dieses angebaut wird, ist von wesentlich größerer Bedeutung. Verfügt ein Boden nicht über die notwendigen Mineralstoffe, fehlen sie folglich auch seinen Früchten. Das Etikett »biologisch« auf Obst und Gemüse garantiert keinesfalls, dass unsere Nahrungspflanzen auf mineralreichem Boden angebaut wurden. Dies bedeutet, dass wir zunächst ausgiebig recherchieren müssen, um den Anbauort unseres Obstes und Gemüses und die dortige Bodenqualität herauszufinden.

Dennoch wäre es falsch zu glauben, dass man von Säften allein leben kann. Wir benötigen Ballaststoffe für die Darmbewegung und eine gute Verdauung, ebenso unenthülstes Getreide, unbehandelte Nüsse, Samen und Quellen tierischen Eiweißes wie Eier, Käse und Joghurt. Eine auf Säften beruhende Ernährung ist keinesfalls ausgewogen, dennoch kann es Zeiten geben, wo eine Fastenkur mit Säften bei bestimmten körperlichen Beschwerden und Umständen angezeigt ist (siehe ab Seite 240).

Im Rahmen meiner eigenen Ernährung setze ich Säfte wie Nahrungsergänzungsmittel bzw. Nährstoffpräparate ein – um spezielle Nährstoffe aufzunehmen, die unmittelbar und gezielt in die Zellen wandern und dort das Gleichgewicht wiederherstellen können. Die in Säften befindlichen Vitamine, Mineralstoffe und Enzyme werden wesentlich schneller vom Körper aufgenommen und in Blutbahn und Lymphsystem transportiert als die aus fester Nahrung, die erst zerkleinert werden muss.

Ich bin überzeugt vom Wirkungseffekt von Säften. Wenn wir zweimal täglich einen Saft als Zwischenmahlzeit zu uns nehmen, können wir unsere Gesundheit und unser Wohlbefinden verbessern und uns zu einer Extraportion Schutz gegen Krankheiten verhelfen. Ganz wichtig aber ist, dass wir eine Vielzahl an verschiedenen Säften zu uns nehmen, da wir nur dann sicher sein können, dass wir auch wirklich all die verschiedenen Nährstoffe bekommen, die wir täglich brauchen.

Wenn Sie sich besser fühlen und länger leben wollen, sind Säfte genau das Richtige für Sie.

Einführung

Dieses Buch kann Ihnen zu einer neuen Lebensqualität verhelfen, wenn Sie es genau durchlesen und »aktiv Praktizierender statt passiver Zuhörer« werden! Es kann Sie vor frühzeitiger Alterung und unnötig hohen Arztrechnungen bewahren. Wir Ärzte müssen uns der einfachen Wahrheit stellen, dass wir eine Krankheit nicht heilen werden (und auch nicht können), und sollten uns in erster Linie um den Patienten kümmern, nicht um die Krankheit. Wenn wir erkennen, dass Säfte hervorragende »Gesundheitslieferanten« sind, und keine Medikamente, die zur Unterdrückung oder Linderung von Krankheitssymptomen verordnet werden, sind wir einen großen Schritt in unserem Verständnis weitergekommen.

Ihre Gesundheit und Ihre Lebensqualität können sich verbessern, wenn Sie sich an die Ratschläge und Anweisungen dieses Buches halten.

Die Ernährung ist eine fundamentale Heilkunst und absolut notwendige Grundvoraussetzung für den Beginn jeglicher Art von Heilungsprozess in unserem Körper. Wie kann ich so etwas behaupten? Weil nur die biochemischen Elemente von Nahrungsmitteln Zellen wieder aufbauen und Zellschäden beheben können und die Nahrung die grundlegende Quelle biochemischer Wirkstoffe für uns darstellt. Der Erfolg sämtlicher Heilkünste hängt von dieser einen Heilkunst ab.

Wir müssen begreifen, dass die Nahrung die für die Wiederherstellung der Gewebe notwendigen Wirkstoffe besitzt. Nahrungsmittel, Säfte eingeschlossen, bauen Gewebe auf, und wenn Reinigung und Aufbau in ausreichendem Maße stattgefunden haben, wird der Körper sich auf Grund der Naturgesetze selbst heilen.

Der griechische Arzt Hippokrates (etwa 460 bis 377 v. Chr.) sagte: »Erst wenn wir die Nahrungsmittel verstehen, verstehen wir auch die Krankheiten.« Damit meinte er die Zusammensetzung der Lebensmittel und die für die Reparatur und den Wiederaufbau notwendigen Inhaltsstoffe. Er wusste nichts über die Nährstoffe in den Nahrungsmitteln oder über die biochemischen Elemente, doch er wusste, dass die Nahrungsmittel eine wesentliche Rolle bei der Heilung spielen.

Ich habe einmal die griechische Insel Kos besucht, wo Hippokrates geboren wurde und aufwuchs, um diesem großen Heiler meinen Respekt zu erweisen. Er hat als Erster darauf hingewiesen, dass die Ernährung in die Behandlung einbezogen werden sollte. Von ihm stammt auch die Aussage »Deine Nahrung sollte deine Medizin sein, und deine Medizin sollte deine Nahrung sein«. Wir müssen uns über unsere Nahrungsmittel in unserem Teil der Welt informieren und darüber, was diese Nahrungsmittel für uns tun können und was nicht.

Menschen mit einer ernsthaft angeschlagenen Gesundheit müssen anfänglich vielleicht ziemlich viele Nährstoffpräparate und Säfte zu sich nehmen, doch unser Ziel sollte stets eine ausgewogene Ernährung aus vollwertigen, reinen und natürlichen Nahrungsmitteln sein. Anzumerken sei hier, dass Säfte Nahrungsmittel sind und nicht Nahrungsergänzungsmittel im eigentlichen Wortsinn.

Für all diejenigen, die gesünder sein wollen, ist es wichtig, mehr Verantwortung für die eigene Gesundheit zu übernehmen, und dieses Buch wird ihnen wirksame Möglichkeiten dazu aufzeigen. Es ist unsere ureigenste Aufgabe, uns um den Erhalt unserer Gesundheit zu kümmern, wer sonst sollte sie übernehmen? Wir wissen, dass Krankheiten entstehen können, wenn wir uns nicht um unseren Körper kümmern, wenn wir nicht die richtigen Nahrungsmittel zu uns nehmen und uns von behandelten und veränderten Produkten statt von natürlichen, unbehandelten und vollwertigen Frischprodukten ernähren.

Dr. V. G. Rocine war mein wichtigster Lehrer und Mentor. Er brachte mir bei, welche chemischen Elemente sich in welchen Nahrungsmitteln befinden und wie sie am besten vom Körper aufgenommen werden können. Seine Lehren und die des Hippokrates haben meine Arbeit maßgeblich beeinflusst. Es genügt aber nicht, einfach nur zu lernen, was gut für einen ist. Wenn Ihnen Säfte aus Nahrungspflanzen mit hohem Kalziumgehalt helfen können, dann machen Sie sich welche! Finden Sie heraus, welches Gemüse für Sie am besten ist, pressen Sie es aus und trinken Sie den Saft so rasch wie möglich. Der Weg zu einer besseren Gesundheit beginnt mit dem ersten Glas.

Vielleicht fühlen Sie sich am nächsten Tag noch nicht anders, aber der Anfang ist gemacht. Bedenken Sie, dass Sie es auch nicht sofort gespürt haben, als sich die krankhafte Störung in Ihrem Körper einstellte. Sie werden nicht hören, sehen oder spüren können, welche Wirkung ein einzelner Salat auf Ihren Organismus hat, aber wenn Sie ein Jahr lang täglich einen Salat essen, werden Sie erkennen, dass er Ihnen gut tut. Wenn Sie über ein Jahr zusätzlich zu Ihrer normalen Ernährung täglich Presssäfte trinken, werden Sie meiner Überzeugung nach sicher erfreut über die Steigerung Ihres Wohlbefindens sein.

Vor vielen Jahren besuchte ich das abgelegene Hunza-Tal in Pakistan, um mich vor Ort zu überzeugen, ob die Menschen dort tatsächlich so alt wurden und gesund waren, wie der Arzt Robert McCarrison (der übrigens eine wesentliche Rolle bei der Gründung der biologischen Anbaubewegung spielte) zu Beginn dieses Jahrhunderts berichtet hatte. In einer Welt, die ständig Gefahr zu laufen scheint, von Krankheiten regelrecht überwältigt zu werden, liefern die Bewohner des Hunza-Tals ein geradezu erfrischendes Kontrastprogramm. In diesem Tal gab es weder Gefängnisse noch Krankenhäuser, Polizisten oder Ärzte. Warum? Weil die Menschen dort mental und sozial gesund und ausgeglichen waren. Sie lebten in einem hoch gelegenen Tal im Himalaya, in das die bearbeiteten Lebensmittel, Sitten und Gebräuche der modernen Zivilisation kaum oder gar keinen Einlass fanden, wo sie von den einfachen, unbehandelten Nahrungsmitteln leben mussten, die der mit Gletscherwasser bewässerte Boden hervorbrachte. Krebs, Herzerkrankungen, Diabetes, Nierenleiden und Arthritis waren den Bewohnern dieses Tals völlig unbekannt, als ich mich dort aufhielt. (Später hörte ich, dass auf Grund des Jodmangels in der Nahrung Kropf verbreitet sei, gesehen habe ich davon jedoch während meines Besuches nichts.)

Unsere Nahrungsmittel und unsere Lebensgewohnheiten haben eine ganze Menge mit unserer Gesundheit und Lebensdauer zu tun. Einige der Talbewohner, die ich traf, waren über 120 Jahre alt, hatten noch immer ein vollständiges Gebiss, eine glatte Haut, klare Augen und ein gutes Gedächtnis. Außerdem waren sie in der Lage, meilenweit über steile Bergstraßen und Pfade zu laufen, ob zu ihrer Arbeit auf den Feldern oder zu Freunden und Verwandten. Ihre Ernährung war reich an natürlichen Kohlehydraten und proteinarm. Da die Mahlzeiten allgemein nicht üppig, aber dennoch reich an Nährwerten waren, habe ich dort niemanden mit Übergewicht gesehen.

Auch wir können länger und gesünder leben, wenn wir ein gut Teil des Lebensstils dieser Talbewohner übernehmen bzw. von ihnen lernen. Und dabei sollten Säfte täglich auf unserem Speiseplan stehen. In Obst und Gemüse sind eine Menge Mineralstoffe eingeschlossen, die durch Pressen frei werden.

Dennoch muss ich Sie eindringlich darauf hinweisen, vorsichtig zu sein und sich bei der Dosierung der Säfte von Ihrem gesunden Menschenverstand leiten zu lassen. Es ist wahrscheinlich keine sehr gute Idee, sich von einem Tag auf den anderen 60 Tage lang ausschließlich von Karottensaft oder 45 Tage lang von Orangensaft zu ernähren. Jegliche Fastenkur mit Saft sollten Sie zuvor mit Ihrem Arzt besprechen und vielleicht sogar unter seiner Anleitung durchführen. Dies gilt generell für jede Art von spezieller Ernährung oder radikaler Diät.

Das Trinken von Saft ist eine unkonventionelle Therapie. Das Körpergewebe wird geradezu mit Vitaminen, Mineralstoffen und Enzymen »durchtränkt« und damit befähigt, sich in kürzester Zeit von überflüssigen und krank machenden Stoffen zu befreien. Diese Therapie kann den Körper bei der Abwehr einer aufkeimenden Krankheit unterstützen.

Inwieweit eine bestimmte Ernährungsweise sich auf die Gesundheit und ein langes Leben auswirkt, wissen wir durch die Studien über die Adventisten vom Siebenten Tag, einer christlichen Glaubensgemeinschaft in den USA, die sich einer umfassenden vegetarischen Ernährung verschrieben hat. Die überwältigende Mehrheit der Mitglieder konsumiert weder Alkohol noch Nikotin oder Drogen.

Im Prinzip finden sich bei ihnen keine Fälle von Lungenkrebs, und ihre Statistiken beweisen, dass generell wesentlich weniger Krebs- und Herzleiden bei ihnen vorkommen als beim Rest der

US-amerikanischen Bevölkerung. Sie sind nicht nur weniger von diesen tödlichen Volkskrankheiten betroffen, sie scheinen tatsächlich generell weniger krank zu sein. Ihre Ernährung ist ausgesprochen ausgewogen.

Im Kaukasus, in der früheren UdSSR, traf ich einen Mann namens Gassanoff, der 153 Jahre alt war. Während eines Interviews im Moskauer Fernsehen fragte ich ihn: »Nach welchen Regeln haben Sie gelebt, um 153 Jahre alt zu werden?« Er antwortete: »Ich wusste ja nicht einmal, dass ich 153 Jahre alt werden würde. Ich habe keine Regeln.« Nichtsdestotrotz stimmten sein Lebensstil und seine Ernährung mit einfachen, nahrhaften Lebensmitteln mit der Mehrzahl meiner Ernährungsregeln überein, obwohl er sie nicht kannte.

Es sollte ein Lehrfach Basisgesundheitswissen geben, wo man lernt, wie Gewebe sich verändert und welche Rolle die Nahrungsmittel bei diesen Veränderungen spielen. Jeder, der die höhere Schule verlässt, sollte auch wissen, was man tun und lassen muss, um die Entstehung von Krankheiten zu verhindern. Statistiken zeigen, dass die Amerikaner in den 1990er Jahren mehr Nahrung und einige 100 Kalorien mehr pro Tag zu sich genommen haben als in den 1950ern. Das heißt, dass wir nicht nur Sachkenntnis, sondern auch Selbstdisziplin brauchen.

Wir wissen genügend über die Nahrungsmittel und Naturgesetze, um Fettleibigkeit ebenso zu vermeiden wie Mangelerscheinungen. Fettleibigkeit erhöht das Risiko für Krebs, Herzerkrankungen, Nierenleiden, Bluthochdruck, Diabetes und viele andere Krankheiten.

Wenn wir Ärzte und Ernährungsspezialisten uns also heute wirklich wirkungsvoll um die Menschen kümmern wollen, sollten wir uns darüber im Klaren sein, dass gesunde Ernährung und frische Säfte die wirksamsten Mittel sind, die Gesundheit zu erhalten, solange die Menschen von der Lebensweise Abstand nehmen, die ihre Gesundheit schneller ruiniert, als durch therapeutische Bemühungen wieder hergestellt werden kann.

Bewegung, frische Luft, Sonne und ausreichend lange Schlaf- und Entspannungsphasen sind wichtig für das Wohlbefinden. Doch ohne das Fundament einer gesunden Ernährung gibt es keine Wiederherstellung der Gesundheit, egal, welche Behandlung wir wählen.

Erwarten Sie bitte keine sofortigen Resultate von der Safttherapie. Von heute auf morgen gibt es keine Ergebnisse, Fortschritte finden schrittweise statt. Wir haben es hier mit einer sehr sanften Heilkunst zu tun. Ich sage meinen Patienten immer, dass es mindestens ein Jahr dauern wird, bis sie durch eine ausgewogene Ernährung und Saftkur gesund werden. Also gilt es herauszufinden, wie die Safttherapie in unser individuelles Gesamternährungskonzept passt.

Aus der Sicht eines Arztes ist die Saftkur eine gezielte Zusatztherapie, die an eine ausgewogene Ernährung gebunden ist. Eine Safttherapie sollte stets unter ärztlicher Aufsicht durchgeführt werden, da sie durchaus gefährlich sein kann, wenn sie von jemand Unerfahrenem über einen längeren Zeitraum hinweg vorgenommen wird.

Meine Art der Heilung oder Vorbeugung könnte als »Ersatztherapie« bezeichnet werden. Wir müssen die alten, beschädigten Gewebe durch neue, gesunde Gewebe ersetzen. Und dies geschieht, indem wir unseren Körper mittels Ernährung mit einem leichten Überschuss an sämtlichen lebensnotwendigen Elementen versorgen, um kurz- oder langfristigen Störungen entgegenzuwirken.

Werden geschwächte Gewebe gereinigt und gestärkt, befindet sich der gesamte Körper in einer drei- bis fünftägigen Heilungskrise, während der er sich von alten Giftstoffen befreit und neue, gesunde Gewebe bildet. Dies ist die Grundlage der Naturheilkunde. Wir heilen nicht, sondern kümmern uns um biochemische Störungen, und der Körper heilt sich daraufhin selbst.

Dies ist ein wunderbares Buch, es ist voller Ideen für die Herstellung und Mischung von Säften und die Entwicklung von Wohlbefinden. Genießen Sie es, und wenden Sie es vernünftig an.

Trinken um der Gesundheit willen!
Mit einer Therapie nach modernsten
Erkenntnissen mit frischen Säften die Gesundheit
wiedererlangen und erhalten.

Dr. Bernard Jensen

Teil 1

Die Safttherapie:
Wie man Säfte
erfolgreich anwendet

Wie Säfte in die Gesamternährung passen

Ich bin davon überzeugt, dass Säfte die besten Lieferanten all der Vitamine, Mineralstoffe und Enzyme sind (und vielleicht sogar noch ein wenig mehr), die wir für unsere Körperstrukturen, unser Immunsystem und den Erhalt sämtlicher Vitalfunktionen des Körpers benötigen. Säfte sind einfach wunderbar! Doch die Säfte, wie schon im Vorwort gesagt, müssen Teil einer vollwertigen und natürlichen Ernährung sein, von einer zeitweiligen Fastenkur mit Säften unter ärztlicher Aufsicht einmal abgesehen. Der menschliche Organismus ist nicht darauf ausgerichtet, sich nur von Flüssigkeiten zu ernähren, beachten Sie daher bitte mein Ernährungsprogramm*, das ich, angepasst an die Ernährungsbedürfnisse der großen Bevölkerungsmehrheit, entwickelt habe.

Dieses Ernährungskonzept, das während meiner jahrelangen klinischen Arbeit entstanden ist, vermittelt Prinzipien und Richtlinien, die Ihnen ermöglichen, eigenverantwortlich Ihre Nahrungsmittel auszuwählen. Auf meiner Gesundheitsfarm suchen die Köche unter meiner Anleitung die Nahrungsmittel aus. Aber Sie zu Hause sind für den Einkauf selbst verantwortlich. Im Laufe der Jahre durfte ich zu meiner Freude viele Patienten erleben, deren Krankheitssymptome nach der Wiederherstellung des biochemischen Gleichgewichts mittels einer physiologisch richtigen Ernährung und Lebensweise wie weggeblasen waren.

* Dr. Jensen's Health and Harmony Food Regimen

Dr. Jensens Ernährungskonzept
für Gesundheit und Wohlbefinden

Meine 5 Regeln für gesundes Essen

1. Essen Sie keine gebratenen Speisen, und erhitzen Sie keine Öle beim Kochen. Braten verringert den Nährstoffgehalt, zerstört das für das Fettgleichgewicht notwendige Lezithin und macht die Nahrungsmittel schwer verdaulich. Die Temperatur, bei der Lebensmittel gebraten bzw. in heißem Öl zubereitet werden, verändert ihre chemische Zusammensetzung und ist somit keineswegs empfehlenswert. Diese Zubereitungsart kann einer der wesentlichsten Faktoren für Cholesterinbildung, Arterienverkalkung und Herzerkrankung sein.

2. Essen Sie erst, wenn Sie wirklich Hunger haben. Viel zu häufig essen wir nicht aus Hunger, sondern weil gerade Essenszeit ist. Verabschieden Sie sich von dieser unnötigen Gewohnheit. Essen Sie, wenn Sie hungrig sind, dies ist der Garant für eine gute Verdauung.

3. Essen Sie nicht mehr als nötig. Mehr zu essen, als man benötigt, ist ungesund.

4. Kauen Sie Ihr Essen sorgfältig. Durch gutes Kauen verbessert sich Ihre Verdauung.

5. Lassen Sie Mahlzeiten ausfallen, wenn Sie Schmerzen haben, emotional aufgewühlt, nicht hungrig sind, frösteln oder überhitzt oder krank sind. Jede dieser Verfassungen ist ein Signal, dass wir Ruhe oder Wärme brauchen, oder zumindest etwas, was keine Energie verbraucht. Verdauung jedoch bedeutet Energie und Arbeit für einige Organe, und es könnte folglich Stunden dauern, bis die dafür aufgewendete Energie wieder für andere Dinge verfügbar ist.

Meine 12 Gesetze für eine gesunde Ernährung

Lebensmittel werden für die Gesundheit benötigt, deshalb brauchen Sie Nahrungsmittel, die den Anforderungen eines vitalen und aktiven Lebens gerecht werden. Die folgenden Gesetze sind genau darauf ausgelegt. Werden diese Gesetze nicht beachtet, kann dies ernste Konsequenzen haben. Wenn Sie eine gute Gesundheit besitzen wollen, muss Ihnen klar sein, dass es keine billigen Ersatzlösungen oder Einsparungsmöglichkeiten gibt. Um sich nach einem Konzept wie dem meinen zu ernähren, werden Sie sich selbst disziplinieren müssen.

1. Die Nahrungsmittel sollten natürlich, vollwertig, rein und frisch sein. Je näher das Lebensmittel seinem natürlichen »Urzustand« ist, desto höher ist sein Nährwert. Einige Nahrungsmittel, wie zum Beispiel Fleisch, Kartoffeln, Yamswurzeln und Getreide, müssen gekocht werden. Vollwertige Nahrungsmittel sind nahrhafter als raffinierte, blanchierte oder geschälte. Natürlich sollen Sie keine Bananenschalen oder Avocadokerne essen, sondern diese Richtlinien lediglich als praktische Hinweise für Ihre tägliche Ernährung betrachten. Reine Lebensmittel sind besser als solche, die Farb- oder Konservierungsstoffe, künstliche Aromen oder chemische Zusatzstoffe enthalten. Viele der Stoffe, die inzwischen Nahrungsmitteln beigemischt werden, waren nie für den menschlichen Organismus gedacht. Unser Körper ist für vollwertige, reine und frische Nahrungsmittel konzipiert, deshalb geht es ihm bei einer Ernährung mit ihnen auch am besten. Wir haben eine Menge aus den Versuchen mit Tieren gelernt, denen denaturierte, geschälte und polierte Lebensmittel verabreicht wurden. Sie wurden krank, da die für ihre Gesundheit notwendigen biochemischen Stoffe in ihrer Nahrung fehlten und die

Lebensmittel nicht mehr so waren, wie sie von Gott geschaffen wurden, nämlich vollwertig.

2. *Unsere Mahlzeiten sollten zu 60 Prozent aus Rohkost bestehen.* Ich rate zu einer Ernährung mit ausgesuchter Rohkost, nicht weil ich den Geschmack roher Lebensmittel so gerne mag, sondern weil sie gesund sind. Rohe Lebensmittel enthalten ein Höchstmaß an Vitaminen, Mineralstoffen, Enzymen, Fasern und Quellstoffen, da sie noch »lebendige« Nahrungsmittel sind. Rohe Lebensmittel, wie zum Beispiel Beeren, Gemüse, Sprossen, Nüsse und Samen, unterstützen das Verdauungssystem und die Darmtätigkeit. Getreidekörner, Limabohnen, Artischocken und noch einige andere müssen gekocht werden, es bleiben aber genug Früchte übrig, die roh gegessen werden können.

3. *Wir sollten täglich Gemüse, Obst, Stärke und Eiweiße in einem Verhältnis von 6 : 2 : 1 : 1 zu uns nehmen.* Gemüse ist reich an Fasern und Mineralstoffen, Obst ist reich an natürlichen Zuckern und Vitaminen. Stärke liefert Energie, und Eiweiß bildet neue Zellen, ist für Zellreparatur und -aufbau, insbesondere in Gehirn und Nerven zuständig. Dieses Verhältnis stellt eine ausgewogene Kombination aus Nährstoffen dar.

4. *Jede Mahlzeit sollte sich zu 80 Prozent aus basischen und zu 20 Prozent aus sauren Lebensmitteln zusammensetzen.* Wir wissen, dass beim gesunden Organismus 80 Prozent der im Blut transportierten Nährstoffe basisch und 20 Prozent sauer sind. Und um dieses Verhältnis zu bewahren, sollten 60 Prozent Gemüse und 20 Prozent Obst die 80 Prozent an basischen Nahrungsmitteln stellen, während jeweils 10 Prozent Stärke und Protein die 20 Prozent an sauren Nahrungsmitteln stellen.

Proteine und viele Stärken bilden Säuren im Körper und nahezu alle Stoffwechselabfallprodukte sind ebenfalls Säuren. Wir benötigen Basen bildende Lebensmittel wie Obst und Gemüse, damit ihre basischen Salze diese sauren Abfallprodukte neutralisieren können. Aus ebendiesem Grund sollten wir täglich Obst und Gemüse, Stärke und Eiweiß in dem oben genannten Verhältnis verzehren, um den Säure-Basen-Haushalt im Gleichgewicht zu halten. Es gibt keinen Grund, den Säurespiegel im Körper durch den Verzehr säurebildender und säurespendender Lebensmittel noch anzuheben. Meiner Erfahrung nach sind die sauren, nicht beseitigten Abfallprodukte, die Schlacken, für Gesundheitsprobleme und -störungen sowie chronische Krankheiten verantwortlich.

5. ***Variieren Sie Eiweiß, Stärke, Gemüse und Obst von Mahlzeit zu Mahlzeit und Tag für Tag.*** Jedes unserer Körperorgane benötigt ein spezielles chemisches Element, um gesund zu bleiben. Die Schilddrüse benötigt Jod, der Magen Natrium, das Blut Eisen und so weiter. Ebenso benötigen wir eine Vielzahl von verschiedenen Vitaminen. Die beste Versorgung gewährleistet eine abwechslungsreiche Kost. Jedes Nahrungsmittel enthält unterschiedliche Mineralstoffe und Vitamine in größeren und kleineren Mengen. Selbst dieselben Pflanzen enthalten, je nach Bodenqualität und Anbaugebiet, ein unterschiedliches Maß an Mineralien und Vitaminen.

Wenn wir uns abwechslungsreich ernähren, müssen wir uns vor Augen halten, dass wir aus dem Staub der Erde entstanden sind. Wollen wir uns kalziumreich ernähren, müssen wir verschiedene Arten an Getreide, grünen Gemüsesorten, Nüssen und Samen, wie zum Beispiel Mandeln oder Sesamsamen, essen. Einige Getreidesorten sind kalziumreicher als andere.

Wünschen wir eisenhaltige Lebensmittel, könnten Leber, Rosinen und Blattgemüse in Frage kommen. Zur Jodversorgung sind Fisch und Meeresfrüchte am besten geeignet. Die Grundregel heißt: abwechslungsreiche Kost, um sicherzustellen, dass alle Körpergewebe ausreichend mit Nährstoffen versorgt werden.

6. ***Essen Sie maßvoll.*** Die gesündesten Menschen, die ich während meiner vielen Reisen um die Welt gesehen habe, besaßen auch im hohen Alter noch dasselbe Gewicht wie mit 20. Und einige von ihnen waren bereits über 120 Jahre alt! Übergewicht kann der Auslöser für zahlreiche gesundheitliche Probleme sein, Sie müssen also nicht unbedingt alles aufessen, was auf dem Teller ist.

Außerdem sollten Sie am besten zu Hause essen. Viele Menschen, die auswärts essen, glauben, dass sie ihren Teller leer essen müssten, da sie ja schließlich dafür bezahlt hätten. Je mehr Taillenumfang, desto kürzer die Lebensdauer.

7. ***Trennen Sie Stärke und Proteine.*** Stärke und Proteine kommen niemals gleichzeitig auf den Tisch oder Teller. Nicht, weil der Verzehr zur selben Zeit die Verdauung erschweren würde, aber auf diese Weise werden Sie mehr Obst und Gemüse essen können. Viele Menschen essen viel zu viele protein- und stärkereichen Lebensmittel und zu wenig Gemüse. Um Ihrer Gesundheit willen sollten Ihre Hauptmahlzeiten eine große Menge Gemüse beinhalten. Wenn Sie richtig Hunger haben, schmeckt Gemüse großartig.

Es gibt einige weniger geeignete Kombinationen, die ich nachfolgend nennen möchte. Trockenobst harmoniert nicht gut mit frischen Früchten. Wenn Sie Trockenobst essen, sollten Sie unbedingt viel Wasser dazu trinken, es sei denn, Sie haben es in Wasser eingeweicht und ihm damit seine natürliche Beschaffenheit wiedergegeben.

Trockenobst sollte in kaltes Wasser gelegt und dann erhitzt werden. Lassen Sie es drei Minuten kochen, und verringern Sie dann die Temperatur. Anschließend lassen Sie es über Nacht stehen. Grapefruits und Datteln sollten nicht gleichzeitig gegessen werden. Melone sollte immer etwa eine halbe Stunde vor oder nach anderen Lebensmitteln verzehrt werden. Die beste Zeit für eine Obstmahlzeit ist morgens und gegen 15.00 Uhr nachmittags.

Fachleute sind geteilter Meinung, was das Trinken während der Mahlzeiten betrifft. Eisgekühlte Getränke während einer Mahlzeit sind verboten, da die kalte Flüssigkeit die Verdauung beeinträchtigt. Kräutertees und Obst- oder Gemüsesäfte sind erlaubt, da sie Lebensmittel sind.

8. ***Trinken Sie täglich mindestens 2 Liter qualitativ hochwertiges Wasser.*** Dies entspricht acht Gläsern à 250 Milliliter. Es sollte kein Problem sein, sich daran zu gewöhnen. Säfte und Lebensmittel enthalten zwar eine große Menge Wasser, doch nicht in der Menge, die unser Organismus täglich benötigt. Meiner Meinung nach ist qualitativ hochwertiges Wasser, ob Sie es nun kaufen oder selbst aufbereiten, ein Muss bei einer gesunden Ernährung. Dehydration führt zur Verringerung des Körperwassers und zu Verstopfung, zu Prozessen, die das Risiko für etliche Krankheiten erhöhen. Arthritispatienten empfehle ich destilliertes Wasser. Bei hohen Temperaturen sollten Sie mehr als nur 2 Liter pro Tag trinken.

9. ***Verwenden Sie Kochgeschirr für niedrige Temperaturen, und kochen Sie ohne Wasser; kochen Sie mit wenig oder ohne Wasser; kochen Sie die Speisen nicht zu lange.*** Hohe

Temperaturen, langes Kochen in Wasser und Luft sind die größten Feinde der Nährstoffe. Töpfe aus rostfreiem Stahl mit Deckel, in denen bei niedrigen Temperaturen gekocht werden kann, sind am besten geeignet, um den Nährstoffverlust in Grenzen zu halten. Für die Zubereitung im Ofen eignen sich Bräter aus Glas mit Deckel. Ich ziehe Tongeschirr vor, da man darin Speisen auch bei niedrigen Temperaturen zubereiten kann. Mit Dampfeinsätzen in Töpfen kann bei nur 100 Grad Celsius gekocht werden, einer ebenfalls akzeptablen Temperatur.

10. ***Fleisch, Geflügel oder Fisch sollten Sie grillen oder schmoren, aber bitte höchstens dreimal pro Woche essen.*** Backen, Grillen und Schmoren sind, obwohl sie bei weitem nicht den idealen Zubereitungsmöglichkeiten entsprechen, immerhin einigermaßen geeignet, um den Nährstoffverlust einzuschränken. Gehen Sie mit den Temperaturen runter und der Garzeit rauf. Vermeiden Sie fette Fleischsorten, und essen Sie bitte nur weißen Fisch mit Gräten und Schuppen. Lachs ist erlaubt, auch wenn er nicht als weißer Fisch gilt. Fette Fleischsorten führen zu Übergewicht, Herzbeschwerden und anderen gesundheitlichen Problemen. Rindfleisch stimuliert das Herz, deshalb empfehle ich es nicht. Wenn Sie mehr als dreimal pro Woche Fleisch essen, kann dies die Produktion von Harnsäure und anderer störender Nebenprodukte erhöhen, was eine unnötige Belastung für den Körper darstellt.

Ich glaube zwar nicht, dass Fleisch an sich Herzbeschwerden verursacht, aber in Verbindung mit einem hektischen Lebensstil kann häufiger Fleischgenuss derartige Beschwerden sehr wohl hervorrufen.

11. Vermeiden Sie übertriebenen Genuss eines einzelnen Lebensmittels oder einer Lebensmittelgruppe. Zu viel von einem oder mehreren Lebensmitteln kann bedeuten, dass ein Zuviel an bestimmten chemischen Bestandteilen in den Körper gelangt und Unwohlsein, Entzündungen oder Allergien hervorruft. Ein Beispiel dafür ist die Zöliakie, eine chronische Verdauungsschwäche, die durch Gluten, das »Klebereiweiß« des Weizens und anderer Getreidesorten, verursacht wird und die Dünndarmwand beschädigt.

Krankheiten wie Diabetes und Hypoglykämie gehen mit übermäßigem Zuckerkonsum einher. Darmträgheit, Katarrh, Allergien und ein erhöhtes Herzerkrankungsrisiko gehen mit einem übertriebenen Verzehr von Milchprodukten einher. Schädigungen der Arterien und des Herzmuskels, die zu kardiovaskulären und anderen Erkrankungen des Herzens führen, werden durch Magnesiummangel verursacht. Übertriebener Genuss eines oder mehrerer Lebensmittel bedeutet auch, dass anderen Lebensmitteln kein ausreichender Platz in der Ernährung eingeräumt wird, was die Risiken biochemischer Mangelerscheinungen erheblich vergrößert.

12. Vernachlässigen Sie keine wichtigen Lebensmittel. Unsere Gesundheit wird durch das, was wir nicht essen, ebenso bestimmt, wie durch das, was wir essen. Die daraus entstehenden Mangelerscheinungen legen den Grundstein zu einer künftigen Erkrankung. Wenn wir zum Beispiel kaum Gemüse essen, verweigern wir unserem Körper die notwendigen Mineralien, Vitamine und Enzyme. Ein Mangel an Proteinen, Kohlehydraten oder Fetten kann im Körper ebensolche Störungen auslösen wie ein Mangel an Vitaminen, Mineralstoffen, Lezithin, Enzymen und Spurenelementen.

Dr. Jensens Ernährungskonzept und der neue amerikanische Ernährungsbericht

Mein Ernährungskonzept existierte schon Jahrzehnte, bevor die Nahrungsmittel- und Medikamentenbehörde (FDA) der Vereinigten Staaten ihre Ernährungsempfehlungen* herausgab, nach denen mehr Obst, Gemüse und Getreideprodukte anstelle von Fett, Öl und Süßem konsumiert werden sollten. Obwohl Fleisch und stärkehaltige Lebensmittel meines Erachtens darin noch immer zu stark gewichtet werden, freue ich mich zu sehen, dass meine Bücher, Vorlesungen und meine Lehrtätigkeit der vergangenen 70 Jahre zumindest ein kleines Stück Überzeugungsarbeit geleistet und dazu beigetragen haben (und noch immer beitragen), dass die Essgewohnheiten der US-Amerikaner sich verändern und ein größeres Gesundheitsbewusstsein sich bei der Bevölkerung zu entwickeln beginnt.

Ich möchte betonen, dass meine Angaben für die tägliche Vitamin- und Mineralstoffzufuhr in diesem Buch auf Zahlen aufbauen, die einst in einer Abteilung der Akademie der Wissenschaften ermittelt worden sind. Ihre damals empfohlene Tagesdosis für Vitamine und Mineralstoffe orientierte sich an dem Bedarf des »durchschnittlichen gesunden Erwachsenen«, der, salopp formuliert, »am Laufen« gehalten werden sollte. Da jedoch niemand diesem Profil eines »durchschnittlichen« Menschen entspricht und der Wohlstandsbürger mit nicht wenigen Gesundheitsproblemen zu kämpfen hat, waren die Tagesrationen in meinen Augen zu niedrig angesetzt. Mittlerweile hat auch die FDA die Zahlen nach oben korrigiert. Diese habe ich nun in diesem Buch ver-

* The New American Food Pyramide

wendet, weil wir ganz einfach eine Art Basiswert brauchen, um uns dem individuellen Bedarf zu nähern. Wir können die Dosis entsprechend erhöhen oder verringern. Ich rate Ihnen (nachdem Sie dieses Buch gelesen haben), einen Ernährungsspezialisten oder einen Arzt mit entsprechenden Kenntnissen aufzusuchen, der einen Vitamin-Mineralstoff-Bedarfsplan für Sie erstellt, der die genaue Dosierung für jeden einzelnen Nährstoff enthält, dabei Ihr Alter, Geschlecht, Gewicht, Ihre Arbeit und Lebensgewohnheiten berücksichtigt.

Vielleicht ist es Ihnen auch möglich, auf eigene Faust auszuprobieren, mit welchen Dosierungen Sie sich am besten fühlen. Besprechen Sie dies jedoch zuerst sicherheitshalber mit Ihrem Hausarzt. Hinzufügen muss ich aber, dass ich von extrem hoch dosierten Nahrungsergänzungspräparaten aus dem einfachen Grund nichts halte, weil solche Megadosen in der Natur nicht vorkommen. Ich bin der Ansicht, dass der Mensch sich aus einer natürlichen Nahrungsmittelumgebung entwickelt und sich daran angepasst hat, die man nicht verbessern kann, wenn man einmal davon absieht, dass wir unsere Böden und die natürlichen Ressourcen verbessern sollten, die wir in der Vergangenheit ausgebeutet und zerstört haben. Auch bin ich der Ansicht, dass wir unseren individuellen Bedarf auf natürliche Weise mit speziellen Schwerpunkten in der Ernährung »feinabstimmen« können und sollten.

In dem Kapitel *Was Vitamine und Mineralstoffe aus Säften für Sie tun* finden Sie die von der FDA empfohlenen Tagesdosen für alle derzeit bekannten lebensnotwendigen Vitamine und Mineralstoffe. Daneben sind die einzelnen Stoffe vorgestellt und die für den vorgestellten Stoff besonders reichen Nahrungsquellen genannt, so dass Sie genau wissen, woraus Sie Ihre Säfte zubereiten können. Die empfohlene Tagesmenge für Eiweiße und Fette z. B. finden Sie ebenfalls hier. Die empfohlenen Mengen helfen Ihnen, meine Ernährungsgesetze in konkrete Mahlzeiten und Imbisse mit der richtigen Menge an fester Nahrung und Säften umzusetzen. Sie können sicher sein, dass mein Ernährungskonzept auf Ihre Bedürfnisse und die Ihrer Familie individuell einzugehen vermag.

Tabelle 1:
Basisnährstoffe für jedes Familienmitglied (empfohlene Tagesmenge)

Nährstoff	Menge
Proteine	50 Gramm
Kohlehydrate	300 Gramm
Fette, insgesamt	65 Gramm
Gesättigte Fettsäuren höchstens	20 Gramm
Ungesättigte Fettsäuren höchstens	45 Gramm
Cholesterin höchstens	300 Milligramm
Ballaststoffe	25 Gramm
Natrium	2,4 Gramm
Kalium	3,5 Gramm

Die obigen Zahlen können Sie ganz Ihrem Ernährungsbedürfnis und dem jedes Familienmitglieds anpassen. Natürlich müssen die Dosierungen für Kinder und Erwachsene verschieden sein, auch wenn die Angaben vielleicht für einen Menschen ab vier Jahren vorgesehen sind. Dennoch rate ich Ihnen, die Angaben für die Fette, die gesättigten und ungesättigten Fettsäuren, für Cholesterin und für Natrium (Kochsalz) nicht zu überschreiten. Wenn Sie die verwendeten Mengen für Fett, Cholesterin und

Kochsalz verringern können, tun Sie dies bitte. Sie werden länger leben und sich besser fühlen.

Die tägliche Ernährung

Halten Sie sich sorgfältig an die Ernährungsgesetze und Anweisungen. Ich zeige Ihnen anhand eines Musters, wie Ihre tägliche Ernährung aussehen sollte und wie die Ernährungsgesetze dabei respektiert werden – das Gesetz der Abwechslung, das Gesetz der Verhältnisse, das Gesetz des Säure-Basen-Haushaltes, das Gesetz des 60-prozentigen Anteils an Rohkost, Salaten und so weiter.

Sie können die Hälfte der vorgesehenen Tagesmenge an Proteinen zum Frühstück essen, die andere Hälfte zum Abendessen. Die Hälfte der Stärkeportion gibt es zum Frühstück, die andere Hälfte zum Mittagessen. Stärken und Eiweiße gleichzeitig verzehrt, halten Sie davon ab, zu viele Zwischenmahlzeiten zu sich zu nehmen und tagsüber Hunger zu bekommen. Trotzdem sollten Sie nur so viel dieser Mischung essen, dass Sie noch Platz für Gemüse im Magen haben.

Tabelle 2:
Das sollten Sie täglich essen

Frühstück:	$\frac{1}{2}$ Tagesration Stärke, $\frac{1}{2}$ Tagesration Protein, Gesundheitsgetränk
10 Uhr:	Gemüsesaft oder Brühe
Mittagessen:	3 Gemüseportionen (gekocht, roh oder als Salat), $\frac{1}{2}$ Tagesration Stärke, Gesundheitsgetränk
15.00 Uhr:	Obst oder Obstsaft
Abendessen:	3 Gemüseportionen (gekocht, roh oder als Salat), $\frac{1}{2}$ Tagesration Protein, Gesundheitsgetränk

Vor dem Frühstück

Am besten trinken Sie vor dem Frühstück ein paar Gläser Wasser oder etwas Ähnliches, um die Blase und die Nieren zu reinigen. Ich habe mir angewöhnt, einen Teelöffel »flüssiges Chlorophyll« in ein Glas Wasser zu tun; besser kann man den Tag nicht beginnen. Ich vermeide Zitrusfrüchte am Morgen, da sie zu viel Säure bilden. Denken Sie daran, Zitrusfrüchte bilden Säuren, während Gemüsesäfte sie abtransportieren. Sie können jedoch andere natürliche ungesüßte Fruchtsäfte trinken.

Frühstück

Nehmen Sie eine Portion Obst, eine Portion Stärke und ein Gesundheitsgetränk (Brühe, Suppe, Kaffee-Ersatz, Buttermilch, Rohmilch, Haferstrohtee, Alfalfa-Pfefferminz-Tee, Heidelbeertee, Papayatee usw.) zu sich. Ungeschwefelte Trockenfrüchte sollten eingeweicht werden. Frisches Obst, wie Melonen, Trauben, Aprikosen, Feigen, Birnen, Beeren oder Apfelscheiben (oder auch gebackene Äpfel) können mit Nüssen oder Samen bestreut oder mit Nussbutter bestrichen werden. Sesam- oder Leinsamensaat, Sonnenblumenkerne oder auch Mandeln sind bestens geeignet. Verwenden Sie nach Möglichkeit frisch geerntetes Obst aus Ihrer Region. Wenn Sie Vollkorngetreide zubereitet haben, streuen Sie Nüsse und Samen darüber, fügen Sie zum Süßen geschnittene Datteln, Rosinen, Pflaumen, Feigen oder andere getrocknete Früchte hinzu. Ein wenig Honig oder Walnuss-Sirup sind ebenfalls zum Süßen geeignet. Bei uns in der Familie ist eine Hand voll gedünsteter Rosinen immer sehr beliebt. Müsli ist ebenfalls eine gute Wahl. Finger weg von Zitrusfrüchten oder deren Säften. Trotzdem sind die Spalten einer reifen Orange zum Frühstück in Ordnung, sofern Sie sie nur ab und zu essen.

Mittagessen

Essen Sie einen gemischten Rohkostsalat aus folgenden Gemüsesorten: Tomate, Blattsalat (jedoch kein Kopfsalat), Sellerie, Gurke, Spinat, Sprossen (Bohnen, Alfalfa, Rettich usw.), grüner Paprika, Avocado, Petersilie, Brunnenkresse, Endivie, Zwiebel, Knoblauch, Weißkohl, Blumenkohl, Brokkoli usw. Geben Sie geraspelte Möhre, Rote Bete, Pastinake oder Kohlrabi darauf, und bestreuen Sie den Salat mit Nüssen und Samen. Wenn Sie möchten, können Sie auch geriebenen Käse dazugeben. Ein oder zwei Portionen Stärke können Sie ebenfalls essen, ein Gesundheitsgetränk rundet die Mahlzeit ab.

Abendessen

Nehmen Sie eine Portion Proteine, Gemüse- oder Obstsalat, eine oder zwei Portionen gekochtes Gemüse (wie zum Beispiel Kürbis, Artischocke, Blumenkohl, Spinat, Mangold, Rosenkohl, Brokkoli usw.) und ein Gesundheitsgetränk zu sich. Wenn Sie zu Mittag einen großen Salat gegessen haben, essen Sie zum Abendessen eine kleine Portion oder umgekehrt.

Desserts

Ich bin kein großer Freund von Desserts. Trotzdem begegne ich immer wieder Menschen, die glauben, dass sie eines brauchen. Hier also einige Vorschläge: Sie können Apfelspalten oder einen Salat aus frischen Früchten essen. Oder aber Sie bereiten sich aus geschnittenem Apfel und gedämpften Rosinen mit Walnuss-Sirup einen Nachtisch zu. Sie können auch Kirschsaft andicken (fragen Sie im Reformhaus nach einem Gelatineersatz) und ein wenig Sahne darauf geben. Oder warum nicht Banane, Apfel, Birne, Aprikose oder gemischtes Obst mit Gelatineersatz?

Die richtige Mahlzeit zum richtigen Zeitpunkt:
So sollten Sie essen

Frühstück

In vielen Ländern gilt das Frühstück als wichtigste Mahlzeit des Tages, da die meisten Menschen davon überzeugt sind, dass sie es brauchen, um ausreichend Energie für den Tag zu bekommen. Sie glauben, dass sie etwas essen müssen, damit jedes Organ angeregt wird und arbeitet und dass sie in dieser Verfassung dann gerüstet für die Arbeit sind. Doch die Kraft für die Arbeit hängt von der Energie ab, die in Zellen und Gewebe entwickelt wird. Die Kraft, die wir morgens haben, resultiert aus der Mahlzeit, die wir am vorherigen Tag um die Mittagszeit zu uns genommen haben. Nachdem wir etwas gegessen haben, dauert es etwa 18 Stunden, bis die Nährstoffe Gewebe und Zellen erreicht haben und dem Körper Kraft geben. Sobald die »Antwortgeber« des Körpers – die Nerven – versorgt sind, haben wir Energie für die Arbeit. Die Mahlzeit, die wir am Abend zu uns nehmen, verleiht uns Energie am darauffolgenden Nachmittag. Unser Frühstück hingegen zeigt abends, wenn wir zu Bett gehen, Wirkung, zu einer Zeit, wenn keine Anregung erfolgen sollte. Aus diesem Grund sollte man ein leichtes Frühstück zu sich nehmen. Wir sollten vermeiden, dass der Körper arbeitsbereit ist, wenn wir gerade zu Bett gehen möchten. Unsere üppigste Mahlzeit sollte das Mittagessen sein. Die daraus resultierende Energie kommt genau richtig, um am nächsten Morgen in den Tag zu starten.

Die Hauptaufgabe unserer Ernährungsarbeit liegt darin, herauszufinden, welche Ernährung für jemanden die richtige ist, und nicht, wer für welches Ernährungskonzept in Frage kommt.

Wir brauchen also ein Ernährungsprogramm, das zu den meis-

Die Zubereitung von Vollkorngetreide: Am besten verwendet man eine Thermoskanne mit großer Öffnung. Geben Sie das Getreide hinein, bedecken es mit kochendem Wasser und lassen es über Nacht stehen. Achten Sie darauf, dass das Getreide genügend Platz zum Aufgehen hat, sonst könnte die Kanne platzen.

Ausnahme: Maismehl muss immer in kaltes Wasser gegeben werden und wird dann erhitzt, sonst klumpt es. Nachdem Sie es zum Kochen gebracht haben, schütten Sie die Mischung in eine Thermoskanne und lassen sie über Nacht stehen. Getreide kann auch in einem Turmtopf zubereitet werden.

Nüsse und Samen: Sie können Maishülsen, Weizenkleie und -keime, Haferkleie, Leinsaat, Nüsse und Samen, Rotalgen oder pulverisierte Gemüsebrühe je nach Saison über viele Speisen streuen, um den Anteil an Ballaststoffen, Geschmack und Nährwert zu erhöhen. Kräuter sind ebenfalls eine ideale Ergänzung.

ten Menschen passt. Im Gegensatz zum deutschen Wort »Frühstück« erläutert das englische Wort »breakfast« den Zweck, den diese Mahlzeit erfüllen soll. »Breakfast« kommt von »to break fast«, was so viel bedeutet wie »das Fasten brechen«. Wann immer wir fasten bzw. wenn wir während der Nacht keine Nahrung aufnehmen, arbeiten die Verdauungssäfte mit verminderter Geschwindigkeit. Unser gesamter Körper verlangsamt sein Arbeitstempo. Aus diesem Grund sollten wir nach dem Aufwachen dieses »Fasten« mit Obstsaft oder irgendeinem ähnlichen leichten Getränk »brechen«. Dann sollten wir ein leichtes Obstfrühstück zu uns nehmen. Obst ist das beste Nahrungsmittel für ein Fastenbrechen. Ein wenig Protein, kombiniert mit Obst, ist ebenso geeignet wie in Wasser eingeweichte Trockenfrüchte in Kombination mit Kohlehydraten. Schwere Nahrung hingegen, wie zum Beispiel Gebratenes, eine große Menge Brot, süßer und in Fett gebratener French Toast oder Muffins, ist völlig ungeeignet. Sinn und Zweck ist es keineswegs, unter Beweis zu stellen, wie viel wir essen können.

Mittagessen

Wenn Sie Energie für den nächsten Morgen brauchen, sollten Sie ein ausgiebiges Mittagessen zu sich nehmen. Das Gefühl von Erschöpfung und zu wenig Energie, das viele Menschen zu Beginn des Tages empfinden, kommt wahrscheinlich daher, dass sie nicht konsequent ein geregeltes Mittagessen, sondern vielleicht nur ein Weißbrot-Sandwich mit einer Füllung ohne jeden Nährwert und eine Tasse Kaffee zu sich nehmen.

Ich akzeptiere Kohlehydrate zum Mittagessen lediglich, weil die meisten Menschen über Mittag gewöhnlich ein Sandwich oder belegtes Brot essen. Achten Sie jedoch bitte darauf, dass Sie dünn geschnittenes Vollkornbrot mit nährstoffreichen Füllungen und viel Gemüse verzehren, um die Verdauung zu unterstützen. Avocados, geraspelte Möhren, Sellerie, Nüsse oder Sonnenblumenkerne kommen hierfür in Frage. Verwenden Sie einen Teelöffel fettreduzierter Mayonnaise, Quark oder zerdrückte Banane als Belag. Geschmack liefern Ihnen saisonale Gemüsesorten oder Rotalgen. Essen Sie zum Sandwich zusätzlich Salat, wie zum Beispiel Blattsalate, Möhren- und Selleriestifte sowie grüne Paprika, Gurken oder Tomaten. Einen Vollkornkeks dürfen Sie ebenfalls essen, aber würden Ihnen eine Tüte Nüsse, Sonnenblumen- oder Kürbiskerne, Rosinen, Datteln oder Feigen nicht mehr Spaß machen?

Wussten Sie, dass Sie ein Sandwich auch ohne Brot zubereiten können? Brot ist nicht das einzige stärkehaltige Lebensmittel, sondern in der Tat das, welches Sie am wenigsten verwenden sollten. Selbst wenn Sie sich ein Mittagessen zum Mitnehmen zusammenstellen, sind andere stärkehaltige Lebensmittel genauso bequem zuzubereiten. Schneiden Sie zum Beispiel einen Apfel horizontal ein, und legen Sie Käse dazwischen; rohe Baby-Zucchini lassen sich wunderbar zu einem belegten »Brot« machen, indem Sie sie mit Nussbutter füllen. Einige Menschen machen sogar aus dünn geschnittenen Auberginenscheiben ein Sandwich und füllen es mit leckerer Mayonnaise. Sogar Salatblätter können mit einer Menge schmackhafter Dinge gefüllt werden.

Und vergessen Sie bitte nicht die Abwechslung. Verwenden Sie ein Thermosgefäß für Ihren gekühlten Frucht- oder Gemüsecocktail im Sommer, Ihre heiße Brühe oder den Kräutertee im Winter. Sie können auch Fruchtsorbets, Soja, Reis oder Nussmilchgetränke darin transportieren.

Mittagszeit ist Salatzeit. Ganz sicher haben Sie nicht allzu viel Zeit, bis die Arbeit wieder ruft, und die Zubereitung von Rohkost und Salaten erfordert ein wenig Übung. Essen Sie einen großen grünen Rohkostsalat zu Mittag, und verwenden Sie so viele Ge-

Stärke: Gelbes Maismehl, gebackene Kartoffel, reife oder gebackene Banane, Yamswurzel, Süßkartoffel, Gerste, Roggen, Hirse, brauner Reis, wilder Reis (eigentlich Samen), Buchweizen und sämtliche Kürbissorten sind stärkereiche Lebensmittel. Sehr reife Bananen können sogar der wichtigste Bestandteil Ihres Mittagessens sein.

müsesorten wie möglich dafür. Es ist erstaunlich, wie viele Gemüsesorten man roh essen kann, wie etwa Sommerkürbis, Spargel, Erdartischocke, Okraschote, Blumenkohl oder Weiße Rüben, um nur einige zu nennen. Geraspelt und gelegentlich mit einem scharfen Dressing versehen, schmecken sie absolut lecker. Sehr hübsch sehen auch gefüllte grüne Paprika, Tomaten oder Selleriestangen aus (diese können Sie sogar in einer Schüssel mit zur Arbeit nehmen. Salate können Sie ebenfalls transportieren, doch es ist besser, das Gemüse am Stück mitzunehmen, da die Nährstoffe bei geschnittenem Gemüse im Laufe der Zeit verloren gehen). Essen Sie ebenfalls eine Portion gekochtes Gemüse mit geringem Stärkeanteil, wenn Sie möchten. Wenn Sie sich für ein Wurzelgemüse entscheiden, essen Sie immer ein Gemüse dazu, dessen essbarer Teil oberirdisch wächst, doch nicht unbedingt sein jeweiliges Grünzeug oder den oberen Teil davon.

Wenn Sie beispielsweise Rote Bete kochen, verwenden Sie ihr Grünzeug nicht, servieren Sie die Rote Bete stattdessen mit gedünstetem Blattspinat. An kälteren Tagen essen die meisten Menschen gerne eine warme Suppe. Warum nicht an einem heißen Sommertag eine kalte Rohkostsuppe ausprobieren?

Beenden Sie Ihre Mahlzeit mit einem Gesundheitsgetränk wie Kräutertee, Löwenzahnkaffee, Buttermilch, Rohmilch, Molke oder etwas anderem Gesundem.

Ein solches Mittagessen zuzubereiten dauert nicht besonders lange, und es schenkt Ihnen viel Energie und Vitalität und ganz nebenbei auch noch gute Laune.

Abendessen

Wenn Sie gesundheitsbewusst leben möchten, sollten Sie so oft wie möglich zu Hause essen! Niemand hat mehr unter seiner ungesunden Ernährung zu leiden als derjenige, der aus beruflichen Gründen ständig zum Abendessen in ein Restaurant eingeladen wird und an Mittagessen oder Frühstücken teilnehmen muss, die von wem auch immer organisiert werden.

Das Abendessen sollte eine Familienangelegenheit sein, bei der die gesamte Familie zusammenkommt und sich über die Ereignisse des Tages austauscht. Hier können Kinder Dinge lernen wie gesundes Essverhalten, eine positive Einstellung zum Essen entwickeln, langsamen, bewussten Genuss und gründliches Kauen, den Wunsch nach einer gesunden, ausgewogenen Mahlzeit, und sie können lernen, was ebenfalls sehr wichtig ist, wann sie aufhören müssen zu essen.

Nutzen Sie den Abend, um Ihren Tag ernährungsmäßig ins Gleichgewicht zu bringen. Wenn Sie nur einen kleinen Salat zu Mittag gegessen haben, nehmen Sie jetzt einen größeren zum Abendessen, oder wählen Sie einen Rohkost-Cocktail als Vorspeise.

Haben Sie schon Ihre tägliche Tagesration von 20 Prozent Obst gegessen? Essen Sie Obst als Dessert oder einen Waldorf-Salat als Hauptgericht. Mit einer Brühe aus gemischten Gemüsen können Sie wunderbar Ihre tägliche Gemüseration von 60 Prozent aufstocken – für rohe Gemüsesuppen gibt es auch hervorragende Rezepte.

Verwenden Sie folgende Bestandteile als Basis für Ihr Abendessen: einen kleinen Rohkostsalat, zwei Portionen gekochtes Gemüse, ein Anteil Proteine sowie ein Gesundheitsgetränk. Wenn Sie kein Vegetarier sind, dürfen Sie zwei- bis dreimal pro Woche

Fleisch essen. Trotzdem sollten Sie darauf achten, dass es mager ist und ohne Fett gekocht oder geschmort wurde. Fisch ist ein guter Eiweißlieferant und versorgt Sie selbst im Rahmen einer Mahlzeit pro Woche mit ausreichend Jod und Phosphor. Nehmen Sie Fisch mit Gräten und Flossen, und dünsten, grillen oder backen Sie ihn. Zweimal pro Woche sollte Käse auf den Tisch kommen. Käse mit Obst zum Beispiel ist ideal im Sommer. Leicht brüchiger Käse wie Roquefort, Feta (Schafskäse), Gorgonzola oder Hüttenkäse stellt in Kombination mit Obst ein komplettes Abendessen dar. Ein Abendessen mit Eiern, also Soufflé, Omelett, pochierte Eier oder Rühreier, rundet das Wochenprogramm ab.

Nüsse gehören zu unseren bevorzugten Proteinquellen, allen voran Mandeln. Nüsse sollten am besten roh verzehrt werden. Weichen Sie Nüsse immer einige Stunden in Fruchtsaft, Tee oder Honigwasser ein, da sie dann leichter verdaulich sind. Nussbutter eignet sich hervorragend sowohl für Snacks wie auch für Hauptmahlzeiten. Bohnen, Linsen, Erbsen und Sonnenblumenkerne können ebenfalls verwendet werden. Eine exzellente Proteinquelle ist der Tofu oder Sojakäse aus der Sojabohne. Die Wurstprodukte auf Sojabasis dürfen Sie jederzeit essen.

Essen Sie einen Rohkostsalat zu Ihrer Eiweißmahlzeit, und wechseln Sie täglich ab. Es ist ratsam, ein schwefelhaltiges Gemüse (Kohl- oder Zwiebelfamilie) zusammen mit Proteinen zu essen. Die zwei Portionen gekochtes Gemüse sollten stärkearm sein. Denken Sie an den Nährwert des Gemüses, und essen Sie eine große Portion davon.

Als Getränk können Sie entweder Brühe oder eine Trinksuppe zu sich nehmen. Wechseln Sie auch hier ab mit Kräutertees, Molke, Rohmilch oder Buttermilch.

Ein gesundes Dessert als Abschluss einer Proteinmahlzeit ist ebenfalls erlaubt, wenn auch nicht unbedingt empfehlenswert. Frisches rohes Obst ist besser geeignet.

Sie können zwar die Mittagsmahlzeit auf den Abend verlegen, sollten jedoch das Konzept grundsätzlich beibehalten. Dies ist in manchen Fällen sogar hilfreich, besonders wenn Sie Probleme mit dem Einschlafen haben. Stärkehaltige Nahrungsmittel wirken sich eher fördernd auf den Schlaf aus, während Proteine eher anregend wirken.

Egal, wie wunderbar ein Abendessen sein mag, denken Sie bitte daran, dass Sie diese Mahlzeit auslassen, wenn Sie aufgewühlt, erregt, überhitzt oder krank sind oder aber nicht das geringste Verlagen nach einer gesunden, vollwertigen Mahlzeit verspüren. Das bekommt Ihnen bestimmt besser, als sich dazu zu zwingen. Trinken Sie stattdessen einen frisch zubereiteten Saft.

Wenn Sie gute Saat in mineralstoffreichen Boden bringen, bringt er gesunde, robuste Pflanzen hervor, die frei von Krankheiten und resistent gegen Schädlinge sind. Genau dasselbe geschieht, wenn Menschen mit guter Verdauung und Resorptionsfähigkeit eine vollwertige, ausgewogene Kost und frische Säfte zu sich nehmen. Sie sind gesund und trotzen sämtlichen störenden Einflüssen, mit denen ein Durchschnittsmensch zu tun hat, der sich nicht ausgewogen ernährt. Frische Säfte sind ein wesentlicher Bestandteil jeder ausgewogenen Ernährungsweise.

Säfte versorgen das Gewebe, verleihen dem Körper Energie, helfen bei der Vermeidung von Krankheiten und steigern Vitalität und Wohlbefinden. Nun, da Sie mit »Warum« und »Wofür« vertraut sind, tun Sie sich selbst einen Gefallen, und machen Sie Säfte zu einem natürlichen und ständigen Teil Ihres Lebens. Sie werden froh darüber sein!

Meine 12 Regeln für Harmonie und Wohlbefinden:
Jetzt sind Sie dran

1. *Welche Entscheidung auch getroffen wird, lernen Sie, sie zu akzeptieren.* Tun Sie Ihr Möglichstes, um inneren Frieden zu erlangen. Dieser Friede ist ein wahres Heilmittel.

2. *Überlassen Sie es anderen Menschen, Fehler zu machen, und lernen Sie daraus.* Das ist um so vieles besser, als sich über andere Menschen zu stellen und alles und jeden zu überwachen. Lernen Sie, anderen Menschen die Möglichkeit zum Wachsen zu geben, und wachsen Sie selbst daran. Menschen müssen einfach Fehler machen. Wir sollten uns nicht daran weiden oder voller Reue damit umgehen..

3. *Lernen Sie zu vergeben und zu vergessen.* Viele Studien haben bewiesen, dass Vergeben die Gesundheit positiv beeinflusst und dabei hilft, krankheitsfördernde biochemische Veränderungen im Körper zu verhindern.

4. *Seien Sie dankbar, und loben Sie andere Menschen.* Dies sind zwei wichtige Geheimnisse für ein gesundes Leben.

5. *Leben Sie in Harmonie.* Tun Sie es, auch wenn es für Sie von Vorteil ist.

6. *Sprechen Sie nicht über Ihr Unglück oder Krankheiten.* Es hilft niemandem, weder Ihnen noch demjenigen, dem Sie es erzählen, und es hindert den anderen daran, Ihnen mit seiner Geschichte zu kommen. Heben Sie Ihre Leiden für Ihren Arzt auf; er oder sie wird dafür bezahlt, sich Ihre Probleme anzuhören.

7. *Klatschen Sie nicht.* Benehmen Sie sich wie eine Klatschbase, können Sie davon ausgehen, dass andere das auch tun und über Sie in Ihrer Abwesenheit sprechen.

8. ***Meditieren Sie täglich zehn Minuten darüber, wie Sie ein besserer Mensch werden können.*** Ersetzen Sie negative Gedanken durch positive.

9. ***Sorgen Sie täglich für Bewegung.*** Halten Sie mit regelmäßigen, speziellen Übungen Ihr Rückgrat und Ihre Gelenke beweglich, trainieren Sie Ihre Bauchmuskeln, und dehnen Sie Ihre Lungen aus.

10. ***Gehen Sie als Erstes jeden Morgen zehn Minuten barfuß durch feuchtes Gras oder nassen Sand, um die Blutzirkulation anzuregen.***

11. ***Rauchen Sie nicht, und trinken Sie keinen Alkohol.*** Sowohl Nikotin wie auch Alkohol sind dämpfende Drogen. Für beide Giftstoffe braucht der Organismus Energie, um sich wieder von ihnen zu befreien, Energie, die Sie für sinnvollere Körperprozesse einsetzen können.

12. ***Gehen Sie spätestens gegen 21.00 Uhr zu Bett.*** Natürlich, sofern es möglich ist. Wenn Sie während des Tages eine Pause brauchen, ruhen Sie sich aus. Ruhe erlaubt es dem Körper, sich voll und ganz der Heilung und dem Aufbau des Gewebes zu widmen. Schreiben Sie Ihre Probleme am Ende des Tages auf, und vergessen Sie sie. Sorgen Sie für guten und erholsamen Schlaf. Am nächsten Morgen lesen Sie Ihre Notizen mit erfrischtem Körper und Geist noch einmal durch.

Die Safttherapie aus ärztlicher Sicht

Ich kann mich nicht mehr daran erinnern, wann mir das erste Mal auffiel, dass diese köstlichen frischen Säfte zum Frühstück mehr als nur ein netter Tagesbeginn sind. Doch als ich meine erste Gesundheitsfarm eröffnete, wo die Patienten auch über Nacht bleiben konnten, wusste ich, dass sowohl Gemüse- als auch Fruchtsäfte gut für die Therapie waren. Sie konnten sogar Menschen das Leben retten.

Zum einen hatte ich Patienten, die lediglich Flüssigkeiten zu sich nehmen konnten. Ihr Verdauungssystem vertrug, aus welchem Grund auch immer, keine festen Speisen. Also bekamen sie Brühe, Möhrensaft, Kräutertees und warme, schaumige, frisch gemolkene Ziegenmilch. (Zu dieser Zeit hielt ich einige Ziegen, damit ich meine Patienten mit frischer Milch versorgen konnte. Auch heute noch habe ich einige Ziegen für meinen eigenen Bedarf.) Ich sah, wie meine Patienten langsam wieder Kraft gewannen, bis sie sogar aufstehen und umhergehen konnten. Als sie wieder anfingen, feste Nahrung zu sich zu nehmen, gab ich ihnen trotzdem weiterhin regelmäßig Säfte als Teil ihrer Behandlung. Es ist äußerst wichtig für jeden, der sich in einem kritischen Gesundheitszustand befindet – ob man sich nun zur jeweiligen Zeit auf dem Wege der Besserung befindet oder nicht – ein wenig mehr als nur reine Unterstützung durch Nahrung zu bekommen.

Viele Krankheiten können schneller und leichter entstehen oder werden geradezu zum Entstehen »eingeladen«, wenn man so will, wenn ihnen ein Mangel an Nährstoffen vorausgegangen ist. Viele Krankheiten werden von Nährstoffmangel während ihrer Entwicklung begleitet, andere wiederum rufen Nährstoffmangel durch ihren Einfluss auf den Stoffwechsel und die Körperstrukturen hervor. Einige Krankheiten werden von Nährstoffmängeln verursacht oder können nur unter diesen Voraussetzungen entstehen (Pellagra, Skorbut, Osteoporose usw.).

Fruchtsäfte stellen in all diesen Fällen eine wirksame Unterstützung der Behandlung dar.

Das Wichtigste, was ein Mensch lernen kann, ist, dass die Natur ihre heilenden Kräfte einsetzt, wenn wir es zulassen. Die Natur ist dazu durchaus in der Lage, doch sie muss auch die Gelegenheit dazu bekommen.

Die Qualität dessen, was wir essen, ist von größter Wichtigkeit. Es ist Zeit zu erkennen, dass der Genuss unzureichender Nahrungsmittel sozusagen »das andere Ende« eines jeden Krankheitssymptoms im Körper ist. Es gibt keine Krankheit, die nicht mit einem Vitamin- oder Mineralstoffdefizit einhergeht. Also ist es Zeit zu erkennen, dass die Behandlung einer Krankheit sinnlos wäre, wenn man sich dieser Defizite nicht annehmen würde. Säfte helfen beim Wiederaufbau aller Körperstrukturen, indem sie reichlich chemische Elemente liefern.

Erwachsene verfügen bei einem Körpergewicht von etwa 75 Kilogramm über 1,5 bis 2 Kilogramm Kalzium im Körper und benötigen 1000 Milligramm Kalzium pro Tag (manchmal sogar mehr). Bekannt ist, dass Frauen im Durchschnitt nur rund 635 Milligramm zu sich nehmen. Zahlreiche Menschen beider Geschlechter, die 65 Jahre oder älter sind, nehmen sogar nur 600 Milligramm Kalzium täglich auf. Kürzlich stellten Wissenschaftler des St. Luke's-Roosevelt Hospital Center in New York einen klaren Zusammenhang zwischen Kalziummangel und dem

Prämenstruellen Syndrom her. Es herrscht die Ansicht, dass Osteoporose und Osteomalazie die gängigsten durch Kalziummangel hervorgerufenen Krankheiten sind, doch es gibt noch andere.

So werden Kieferknochenschwund, Dickdarmkrebs, Bluthochdruck sowie Präeklampsie, die während der Schwangerschaft entstehen kann, ebenfalls auf Kalziummangel zurückgeführt.

Die besten natürlichen Kalziumquellen sind Milch und Milchprodukte, Nüsse, grüne Gemüsesorten, Bohnen und Brokkoli. Da es viele Menschen gibt, die Milchprodukte nicht vertragen, habe ich die nachfolgende Liste weiterer Kalziumquellen und der benötigten Tagesmengen zusammengestellt.

Tabelle 3:
Kalziumlieferanten

Lebensmittel	*gelieferte Menge*
Käse (50 Gramm)	306 Milligramm
Milch (250 ml)	300 Milligramm
Mandeln ($1/2$ Tasse)	189 Milligramm
Gekochter Brokkoli (1 Tasse)	178 Milligramm
Gebackene Bohnen (vegetarisch, 1 Tasse)	127 Milligramm
Gekochter Kohl (1 Tasse)	94 Milligramm

Das National Institute of Health der USA empfiehlt Männern und Frauen über 65 Jahren eine tägliche Kalziummenge von 1500 Milligramm. Wie Sie sehen, werden diejenigen, die keine Milchprodukte zu sich nehmen können, Schwierigkeiten bekommen, ihren Kalziumbedarf mittels Nahrung zu decken. Eine der besten Kalziumergänzungen ist Kalziumzitrat, das nicht mit dem Eisen um Aufnahme konkurriert. Frauen sollten nach der Menopause auch Östrogen einnehmen, da dieses Hormon den Abbau der Kalziumvorräte in den Knochen abwehren kann.

Eine optimale Aufnahme von Vitaminen und Mineralstoffen bedeutet gewöhnlich, dass sie zusammen mit verschiedenen anderen aufgenommen werden müssen. Im Fall von Kalzium ist die gleichzeitige Aufnahme von Phosphor, Magnesium, Kupfer, Zink und den Vitaminen A, C und D für eine reibungslose Assimilation notwendig.

Lassen Sie sich nicht in die Irre führen: Die Wahrheit gilt für jeden von uns

Wir wollen nun den Gedanken, dass Säfte Diabetes, Krebs und überhaupt sämtliche Krankheiten heilen können, hinter uns lassen. Was wir tun werden, ist Folgendes: Wir arbeiten in Harmonie mit der Natur, und die Natur übernimmt die Heilung. Es ist richtig, dass Säfte Teil meines Heilprogramms sind. Doch die Natur hat unseren Körper so ausgestattet, dass er sich selbst heilt, selbst Schäden behebt und sich selbst verjüngt. Dies geschieht alles, während Sie schlafen, arbeiten, an einer Unterrichtsstunde teilnehmen, und ohne Ihr eigenes Zutun. Trotzdem fügen wir durch geistige Erschöpfung unserem Körper erheblichen Schaden zu, wenn wir zu viel arbeiten. Sie schaden Ihrem Nervensystem, wenn Sie nicht auf eine ausgewogene Lebensweise achten. Und genau an dieser Stelle helfen Fruchtsäfte.

In den verschiedensten Systemen unseres Körpers kann es zu Mangelerscheinungen kommen. So kann Nährstoffmangel die verschiedenen Funktionen der Atemwege, der Harnwege, der Drüsen oder des Nervensystems beeinträchtigen. Was wird wohl

Ihrer Ansicht nach passieren, wenn Sie einige der während des Tages verbrauchten Nährstoffe nicht ersetzen? Es entsteht ein chemisches Ungleichgewicht, die betroffenen Gewebe funktionieren nicht mehr richtig, und schließlich enden die auftauchenden Symptome in Krankheiten.

Ich möchte, dass Sie sich darüber im Klaren sind, dass tatsächlich jegliche Krankheit auf eine Mangelerscheinung irgendwo in Ihrem Körper zurückgeht. Die Natur kann heilen, doch dazu benötigt sie die richtigen Elemente. Und diese Elemente finden sich in den Presssäften, die uns die Natur liefert.

Im Bircher-Benner-Institut in Zürich, gegründet 1897, beobachtete ich, wie man schwer kranken Patienten mit Säften und pflanzlichen Lebensmitteln mit einem hohen Anteil an Rohkost zu helfen vermochte. Ich habe einige unglaubliche Genesungsprozesse miterlebt und traute meinen Augen kaum. Ich fragte mich, ob ich das Konzept der Bircher-Benner-Kost bei meinen Patienten ebenso erfolgreich würde anwenden können.

Ich bin nicht der einzige Arzt, der auf diese Idee kam, aber ich schwöre Ihnen, dass es während der ersten paar Jahre meiner Tätigkeit als Sanatoriumsarzt einer wahren Offenbarung gleichkam, als ich herausfand, dass eine ausgewogene Ernährung auf der Basis vollwertiger, reiner, natürlicher und vorwiegend frischer Nahrungsmittel die Patienten mit chronischen Erkrankungen im fortgeschrittenen Stadium wieder genesen ließ – natürlich nicht alle, aber zumindest die Mehrzahl von ihnen. Und immer bildeten Säfte einen Teil ihrer Ernährung.

Obwohl nicht alle meiner Patienten wieder vollständig gesund wurden, sah ich, dass sie zumindest alle auf diese verbesserte Ernährung ansprachen, unabhängig von ihren Krankheiten. Bei zahlreichen Diabetikern beispielsweise konnte die tägliche Insulindosis verringert werden. Ebenso konnten einige offene, eiternde Geschwüre an den Beinen geheilt werden; bei einem Patienten durch die Gabe von ausschließlich grünen Säften, in anderen Fällen durch eine Kombination aus optimierter Ernährung und Darmreinigung.

Nahrungsmittel sind keine Medikamente

Ich bin absolut davon durchdrungen, die Patienten durch eine gute Ernährung zu heilen. Allerdings müssen Sie sich darüber im Klaren sein, dass nicht die Nahrungsmittel heilen, sondern dass sie lediglich gewährleisten, dass Sie alles bekommen, was die Natur für einen gesunden Körper braucht. Die Heilung vollzieht sich automatisch, wenn die richtigen Nährstoffe zur Verfügung stehen. Sind sie nicht verfügbar, können Medikamente allein die Körperstrukturen nicht wieder aufbauen, ebenso wenig wie irgendeine andere Behandlung. Im Falle einer unausgewogenen, mangelhaften und nährstoffarmen Ernährung bleibt eine Krankheit im Körper, ob akut oder chronisch. Es ist an uns, die biochemischen Stoffe zur Wiederherstellung zu liefern, bis die Zellfunktion sich wieder normalisiert hat, und die Zelle auf natürliche Weise arbeiten kann. Eine umfassende, ausgewogene Ernährung ermöglicht es uns, aktiv und tatkräftig unsere Arbeit zu erledigen, eine glückliche Ehe zu führen und uns sämtlichen Herausforderungen zu stellen, die das Leben mit sich bringt.

Ich halte den regelmäßigen Genuss von frischem Obst und Gemüse für eine der besten Möglichkeiten, um fit und gesund für unser Arbeits- und Privatleben zu sein. Ich arbeite nun schon seit vielen Jahren mit Ernährung für Kranke und habe dabei viele wunderbare Resultate gesehen, doch ich habe keinen wissenschaftlichen Laborbeweis, um zu belegen, dass die vollständige Wiederherstellung der Gewebe, dass vollständige Heilung, stattfindet. Trotzdem glaube ich daran. Es gibt kaum Fälle, in denen nicht einige Labortests eine deutliche Verbesserung der Werte der Patienten aufwiesen, nachdem sie sich gesund ernährt hatten, auch wenn es sich um Fälle mit jahrelangen Mangelerscheinungen handelte.

Ärzte leben von Ihrer Lebensweise

Es ist die vernachlässigte Ernährung, von der sie leben. Genau auf Grund dieser Vernachlässigung tauchen sämtliche Arten von Symptomen auf – man hat 16 000 Symptome und Symptomkombinationen für die verschiedenen Störungen und Krankheiten einschließlich Schlaflosigkeit, Kurzatmigkeit, Herzrhythmusstörungen, Hautausschläge, Divertikulitis, Darmvergiftung usw. usw. gezählt. Sie können die ganze Liste durchgehen und sicher sein, dass jede dieser Krankheiten durch Ernährung geheilt werden kann, insbesondere durch frische Obst- und Gemüsesäfte.

Vielleicht ist es weniger wichtig, einen umfassenden Laborbericht eines Patienten zu haben, der die Heilung beweist, als die deutlich sichtbaren Zeichen der Verbesserung zu erkennen, ein neues Gefühl des Wohlbefindens und mehr Energie. Fühlt sich der Patient besser? Braucht er noch Medikamente? Ist die Patientin wieder körperlich so aktiv wie zuvor? Ist die Patientin zufrieden mit ihrer Lebensqualität? Wir sollten uns nicht mit der reinen Linderung der Symptome zufrieden geben, bei denen Sie und Ihr Arzt sich ausschließlich mit der Krankheit und ihren Zeichen befassen, denn das kann in einer regelrechten Katastrophe enden. Wenn Sie ein gesundheitliches Problem haben, sollten wir immer versuchen, die Wurzel des Übels herauszufinden und dann alles Notwendige tun, damit die Patienten wieder gesund werden.

Wir wissen, dass die ältere Generation das größte Reservoir an Wissen darstellt, das wir haben. Trotzdem kümmern wir uns nicht besonders gut um ältere Menschen. Außerdem sind sie in keinem guten Gesundheitszustand, wenn sie sich nicht in jüngeren Jahren schon um sich selbst gekümmert haben. Was Sie heute und morgen tun, kann in 20 oder 30 Jahren massive Konsequenzen für Sie haben. Warum sonst sollte uns die Wissenschaft erzählen, dass es 20 Jahre dauert, bis manche Krebsarten zum Ausbruch kommen? Wo waren die Ärzte am Anfang? Treffen die Menschen irgendeine Vorsorge? Es steht uns nur eine bestimmte Zeit in diesem Körper zu Verfügung, und diese Zeit wird sehr kurz sein, wenn wir uns nicht richtig ernähren. Je älter wir werden, umso wertvoller werden Fruchtsäfte für uns, da sie leicht verdaulich und vom Körper resorbierbar sind.

Glauben Sie, es ist an der Zeit, den Körper mit Vitaminen, Mineralstoffen und anderen Nährstoffen wieder aufzufüllen? Ich erzähle Ihnen von einem der besten Wege, die ich kenne.

Die Therapie mit Obst- und Gemüsesäften

Die Obst- und Gemüsesafttherapie dient nicht der Heilung von Krankheiten. Ich möchte, dass Sie verstehen, was diese Therapie bewirkt. Mittels der Obst- und Gemüsesäfte transportieren wir Vitamine und Mineralstoffe – so, wie sie in Säften vorkommen – in den Körper und seine Flüssigkeiten (Blut und Lymphe) und setzen einen sanften Reinigungsprozess in Gang. Als Erstes, die Lymphe kann nicht sauber sein, solange wir ihr nicht die richtigen Mineralstoffe zur Verfügung gestellt haben. Ist die Lymphe mit Giftstoffen überlastet, ist sie mit chemischen Giften aus schlechter Luft, schlechtem Wasser, Zusatzstoffen in der Nahrung und Giftsprays, mit denen Lebensmittel behandelt wurden, verseucht, können wir nicht erwarten, dass das Lymphsystem in der Lage ist, den Körper zu reinigen und ihn gegen Bakterien und Viren zu schützen.

Das beste »Reinigungsmittel«, das ich mir vorstellen kann, sind vitamin- und mineralstoffreiche Obst- und Gemüsesäfte. Wenn wir reines Wasser mit einem hohen Anteil an bio-organischem Kalzium (dies entspricht nicht dem Kalzium, das in stark mineralisiertem Quellwasser vorkommt) trinken könnten, würden wir schließlich den Reinigungsprozess in Gang setzen.

Säfte dienen der Reinigung

Reinigung und Aufbau sollten in einem Verhältnis von 50 : 50 stehen. Kommen Sie auf 75 Prozent Ausscheidung und 25 Prozent Aufbau, ist Ihre Ernährungsweise unausgewogen. Die Ernährung auf der Basis von Fertiggerichten, so genanntem Junk-Food, ist genauso eine Kostform wie eine Kost ausschließlich aus Trauben- oder Karottensaft. Wir müssen zu einer gesunden Lebensweise zurückfinden, und meine oben beschriebene Diät für Gesundheit und Wohlbefinden ist das Ziel, auf das wir uns zubewegen sollten. Eine wirklich ausgewogene Kost dient immer zur Hälfte der Reinigung (Beseitigung unerwünschter Giftstoffe und Schlacken aus den Geweben) und zur Hälfte dem Aufbau (der Reparatur und Wiederherstellung des Gewebes).

Die Menschen unterschätzen häufig den Wirkeffekt von Säften. In den 1930er Jahren suchte mich Dr. H. E. Kirschner vom Olive-

View-Sanatorium in Los Angeles wegen eines meiner Patienten auf, der seine Krankheit im Endstadium selbst dadurch geheilt hatte, dass er über mehr als ein Jahr hinweg ausschließlich Möhrensaft trank. Dr. Kirschner war ein Arzt, der durchaus an die heilende Kraft von Lebensmitteln glaubte. Er hatte mit meinem Patienten, Del Wilhite aus Azusa in Kalifornien, gesprochen und war vom Wahrheitsgehalt seiner Geschichte überzeugt. Aus diesem Grund wollte er mit mir über meine Sicht der Dinge sprechen.

Ich sagte zu ihm: »Del kam zu mir, nachdem seine Ärzte ihn aufgegeben hatten. Die Diagnose lautete Darmkrebs, und er konnte nahezu nichts essen. Ich habe ihn auf Möhrensaft gesetzt, da ihn fast jeder verträgt, und er bekam ihm gut. Er hat eine Zeit lang viel Gewicht verloren, was sich nach einer Weile jedoch gab. Zusätzlich zum Möhrensaft nahm er ab und zu ›flüssiges Chlorophyll‹ zu sich. Im Laufe dieser Fastenkur mit Saft kam einiges an ungewöhnlichem Material aus seinem Darm. Am Ende des Jahres ging er zurück ins Krankenhaus zur Untersuchung. Und seine Laborwerte zeigten, dass er ohne jeden Krebsbefund war! Das war eine so wunderbare Nachricht, und natürlich war er außer sich vor Freude. Er konnte wieder zu einer Ernährung mit festen Speisen übergehen. Trotzdem achtete er sorgfältig darauf, nur vollwertige, reine und natürliche Nahrungsmittel zu verzehren, um auch gesund zu bleiben.«

Dieser Fall beeindruckte Dr. Kirschner so tief, dass er einen Artikel darüber schrieb und ihn an eine Ärztezeitschrift schickte, um zu zeigen, welche Wirkung Säfte auf den Organismus haben können. Der Artikel wurde an ihn zurückgeschickt. Beigelegt war ein Brief, in dem stand, dass die Redaktion diese Geschichte stark bezweifeln würde und es nicht Aufgabe des Ärzteberufes sein könne, für irgendein bestimmtes Nahrungsmittel zu werben, das für die Heilung einer Krankheit verantwortlich sein sollte. Dr. Kirschner sagte: »Ich habe diesen Mann besucht, und ich kann kaum glauben, in welch ausgezeichneter gesundheitlicher Verfassung er ist. Ich glaube diese Geschichte.«

Dr. Kirschner hatte seinen eigenen Garten in Yucaipa in Kalifornien angelegt, in dem seine Mitarbeiter biologisch-organisches Gemüse und Kräuter für die Patienten anbauten. Er glaubte an die natürliche Heilung mit Hilfe von Nahrungsmitteln und Säften und schrieb mehrere Bücher über die erfolgreiche Behandlung seiner Patienten. Ich werde später noch ausgiebiger auf ihn zu sprechen kommen.

In jüngerer Vergangenheit wurde Beta-Karotin (das in Möhren reichlich vorkommt) an Laborratten und -mäusen getestet. Es wurde nachgewiesen, dass das Beta-Karotin einige Krebsarten, die man an den Labortieren erforschte, verhindern beziehungsweise deren Wachstum stoppen konnte. Die Erforschung der antikarzinogenen, das heißt Krebs verhindernden Bestandteile von Beta-Karotin (Provitamin A) wird weiter vorangetrieben.

Der Einsatzort für Säfte

Was Säfte am besten können, ist, eine Ernährung auszugleichen, die mehr als nötig den Aufbau von Gewebe betont. Diese Kostformen messen Stärke und Proteinen ein zu großes Gewicht bei und vernachlässigen Obst und Gemüse, das wir wegen seiner Vitamine, Mineralstoffe, Ballaststoffe und seiner Fähigkeit zur Stimulation der Ausscheidungskanäle benötigen. Um geschädigte Körperzellen zu reparieren oder zu ersetzen, müssen unsere

Fruchtsäfte die chemischen Elemente enthalten, die für den Aufbau neuer molekularer Strukturen erforderlich sind. Dies erfordert Flüssigkeiten, die die vitalen Energien von Sonne, Luft und Wasser in sich tragen und sie zu jeder Zelle im Körper fließen lassen können.

Durch die Flüssigkeit, die die Zellen umgibt, die so genannte interstitielle Körperflüssigkeit, befinden sich die Körperzellen in ständiger Verbindung mit dem Blut. Die Zellen sind immer nur so sauber wie das Blut, das sowohl Nährstoffe wie auch gegebenenfalls Gifte in die interstitielle Flüssigkeit abgibt. Wenn Sie ein gesundes Leben führen möchten, müssen Sie dafür sorgen, dass Ihr Blut so sauber und so nährstoffreich wie möglich bleibt. Säfte und ihre Wirkstoffe fördern die Zellatmung und liefern Energie für den Reinigungsprozess. Manche Menschen können über eine unbegrenzte Zeit eine Saftdiät machen, die die Ausscheidung fördert, anderen wiederum ist dies nicht möglich. Lassen Sie sich von Ihrem gesunden Menschenverstand leiten. Normalerweise betrachte ich Säfte als eine Ergänzung einer regelmäßigen, ausgewogenen Ernährung. Dennoch gibt es bestimmte Umstände, unter denen nur mit Säften als einziger Kost Heilung erzielt werden kann. Ich rate Ihnen jedoch, eine derartige Diät ausschließlich unter ärztlicher Anleitung durchzuführen.

Spezielle Ernährungsformen

Spezielle Kostformen können auf die Wiederherstellung des chemischen Gleichgewichtes der Körperstrukturen zugeschnitten werden, die Sie möglicherweise in den vergangenen 20 Jahren durch falsche Ernährung und Lebensgewohnheiten geschwächt haben. Es ist nicht immer der Fall, dass das zählt, was Sie essen. Vielmehr ist es das, was Sie verdauen und der Organismus aufnimmt. Sie müssen sorgfältig kauen. Sie müssen auf Ihr Magen-Darm-System achten. Sie müssen sich ausreichend bewegen, um Ihr Blut dazu zu bringen, auf seinem Weg durch den Körper jede Zelle tatsächlich erreichen und somit versorgen zu können.

Pressen setzt die Nährstoffe frei, die in den Fasern der Frucht oder des Gemüses eingeschlossen sind. Ist es möglich, dass die Spurenelemente in diesen Säften an den verschiedensten Orten Ihres Körpers benötigt werden? Warum verkaufen sich die Spurenelemente Selen, Bor und Zink so gut in den Reformhäusern und Apotheken, wenn sie sich auch aus frisch zubereiteten Gemüse- oder Fruchtsäften gewinnen lassen?

Säfte werden dabei helfen, das auszugleichen, was Sie vielleicht seit Jahren nicht zu sich genommen haben. Wie gesagt: Nicht unbedingt, was Sie essen, sondern häufig das, was Sie nicht gegessen haben, ist das Problem, denn dadurch haben Sie Ihrem Körper bestimmte Nährstoffe verweigert. Stimmt Ihr Zinkspiegel? Zink fördert die Enzymaktivität und unterstützt das Immunsystem. Stimmt Ihr Selenspiegel? Selen schützt vor Krebs. Was ist mit Bor? Bor unterstützt die Kalziumassimilation und wird daher besonders von älteren Menschen benötigt. Befindet sich im Boden kein Bor, werden die Blätter des Avocadobaumes, der auf ihm wächst, braun und beginnen abzufallen. Die Bauern nennen das Krankheit, und wir erkennen langsam, dass zahlreiche Krankheitszeichen bei Pflanzen auftreten, wenn dem Boden bestimmte Mineralstoffe fehlen, die für Wachstum und eine gesunde Ernte notwendig sind.

Nährstoffe in Hülle und Fülle

Obst und Gemüse, das auf mineralstoffreichem Boden angebaut wurde, steckt voller Vitamine, Mineralstoffe, Enzyme, Bioflavonoide, Hormone und Karotinoiden.

Ich bin der Ansicht, dass der Körper die in Säften gelösten Nährstoffe am einfachsten verdauen und assimilieren kann. Wenn wir krank sind, werden häufig Vitamine, wie zum Beispiel die Vitamine des B-Komplexes und Vitamin C, und Mineralstoffe, wie Zink, Kupfer, Selen und Eisen, schneller verbraucht. Aus genau diesem Grund fehlt kranken Menschen die übliche Vitalität, Lebenslust und Energie. Ebenso wenig sind Kranke in der Lage, feste Lebensmittel gut zu verdauen und zu resorbieren. Ein müder, erschöpfter Körper ist nicht fähig, ausreichend Nährstoffe aus fester Nahrung zu gewinnen.

Genau an dieser Stelle kommen Säfte zum Einsatz. Wenn wir krank und erschöpft sind, scheint die Wirkung von Säften nahezu an ein Wunder zu grenzen. Energie und Aufmerksamkeit erwachen wieder zu neuem Leben, der Schlaf verbessert sich, und das Immunsystem bekommt Unterstützung und greift sämtliche Mikroorganismen erbarmungslos an, die nicht in den Körper gehören. Gewebe, Drüsen und Organe werden geschützt. Es gibt zwanzig aktive Vitamine sowie siebzehn Mengen- und Spurenelemente, die Ihr Körper tatsächlich benötigt. Sie alle können Sie in Form von Säften zu sich nehmen.

Die richtige Kost für eine gute Verdauung

Wie wir inzwischen wissen, können Gemüse- und Obstsäfte sowie verflüssigte Lebensmittel leichter verdaut werden als feste Nahrung (egal, ob gekocht oder roh). Nicht was Sie essen ist entscheidend, sondern was Sie verdauen und aufnehmen. Nehmen Sie aber die Mineralstoffe aus Ihrer Nahrung nicht auf, kommt es über kurz oder lang zu Mangelerscheinungen. Ich habe häufig erwähnt, welche Wirkung wir mit unserer natürlichen Ernährung über all die Jahre auf meiner Gesundheitsfarm erreicht haben, wo über hunderttausend Patienten in den Genuss einer Ernährung kamen, bei der Säfte und Kräutertees im Mittelpunkt standen. Wir haben 3000 Pfund Möhren pro Monat und fast dieselbe Menge an anderen Gemüsesorten und Früchten verbraucht. Und das, damit unsere Patienten jeden Vormittag um 10.00 Uhr einen Saft trinken konnten. Um sicherzustellen, dass unser Obst und Gemüse auch auf gesundem Boden wuchs, haben wir es selbst angebaut. Unsere Patienten lagen uns am Herzen, deshalb haben wir ihnen unsere eigenen Gemüse- und Obstsäfte serviert. Wenn Sie sicher sein wollen, dass Ihr Körper das Beste bekommt, trinken Sie natürliche, »lebendige« Säfte. Das Leben, das Sie damit retten, könnte Ihr eigenes sein.

Chemische Stoffe verursachen Krankheiten, chemische Stoffe heilen Krankheiten

Diese Sätze stammen von dem US-amerikanischen Arzt Tom Spies, der 1957 von der US-Ärztevereinigung American Medical Association für seinen großartigen Beitrag zur Heilkunst durch Ernährungsarbeit ausgezeichnet wurde. Seine Beobachtungen fasste er wie folgt zusammen:

Sämtliche Krankheiten werden durch chemische Stoffe und ihre Verbindungen verursacht. Sämtliche Krankheiten können auch durch chemische Stoffe und ihre Verbindungen wieder geheilt werden. Sämtliche vom Körper verwendeten Stoffe – vom Sauerstoff, den wir atmen, und unserem Trinkwasser einmal abgesehen – werden über die Nahrung aufgenommen. Wenn wir nur über ausreichendes Wissen verfügen würden, könnten sämtliche Krankheiten verhindert oder durch eine ordentliche, gesunde Ernährung geheilt werden.

Werden Gewebe geschädigt, mangelte es ihnen an Stoffen für gute Ernährung. Sie beginnen schneller zu altern. Ihnen fehlt das, was ich »Gewebevollständigkeit« nenne. Es gibt Vierzigjährige, deren Gehirn und Arterien eine Beschaffenheit wie die alter Menschen besitzen. Wenn wir den Geweben helfen könnten, sich selbst durch die Behebung von Nährstoffmängeln wieder herzustellen, könnten wir die Alterung hinauszögern.

Wie kam er zu diesen Schlussfolgerungen? Dieser Arzt, der seine Augen geöffnet und die Dinge aus einem anderen Blickwinkel betrachtete, war voller Hoffnung und Inspiration. Und ein weiser Mensch ist immer bereit, den Wert eines anderen Blickwinkels in Betracht zu ziehen.

Vom Schmerz derer, die ihrer Zeit voraus sind

Was glauben Sie, wie ich mich wohl gefühlt habe, als die Zeitungen in den 1990er Jahren begannen, über die »Entdeckung« von Wirkstoffen und Wirkungen von Nahrungsmitteln zu berichten, die ich bereits vor 40 Jahren gelehrt und mit denen ich seit 40 Jahren praktische Erfahrungen gemacht habe. In einem Artikel stand, man hätte herausgefunden, dass Gemüse Krebs verhindern könne. In einem anderen wurde berichtet, dass die Insulindosis bei Diabetikern durch gesunde Ernährung gesenkt werden könne. In einem dritten Artikel war schließlich zu lesen, wie Geburtsfehler bei Kindern verhindert werden könnten, wenn die werdenden Mütter sich während der Schwangerschaft ausgewogen ernährten. Trotzdem fehlte in allen Artikeln etwas ganz Wesentliches. Wäre es nicht ganz wunderbar, wenn die Frauen sich schon 20 Jahre vor ihrer Schwangerschaft, also praktisch ihr ganzes Leben lang, um ihre Gesundheit bemühen würden?

Ein Blick auf den »Lebensfaktor«

1923 wurden im Grab des altägyptischen Königs Tutanchamun Samen gefunden, die über 3000 Jahre alt waren. Die erste dieser ägyptischen Erbsen wurde am 19. Januar 1945 in die Erde gebracht, und als man die Früchte dann essen konnte, stellte sich heraus, dass sie äußerst schmackhaft waren. Und genau diesen »Lebensfaktor« in den Nahrungsmitteln brauchen wir, das heißt, wir müssen lebendige Nahrungsmittel zu uns nehmen.

Dieser »Lebensfaktor« ist es, der die Säfte auch zu einer wunderbaren Ergänzung einer ausgewogenen Ernährung macht.

Wollen wir diese lebendigen Stoffe zu uns nehmen, müssen Obst und Gemüse, das wir zu Saft verarbeiten, lebendig sein.

In einem der 200 Jahre alten Klöster in Florida fand man Blumensamen. Man säte sie, und sie wuchsen tatsächlich. Die Natur hat ein großes Interesse an der Fortpflanzung. Dieses Interesse ist so groß, dass sie vorsichtshalber die Samen mit einer schützenden Hülle umgibt, ähnlich der Schutzschicht, die die Zellkomplexe von Früchten und Gemüse umgibt, die den Saft in sich bergen. Diese Schicht schützt die Nährstoffgruppe, die ich als »Lebensfaktor« bezeichne.

In einigen Gemüsearten, Nüssen und Samen kommen die hochwirksamen Stoffe und Verbindungen vor, die wir für die Erneuerung der Drüsen, wie zum Beispiel Hypophyse, Schilddrüse, Nebenniere, Prostata, Eierstöcke, Hoden usw., benötigen. Nehmen wir diesen »Drüsenaufbau-Faktor« zu uns, helfen wir dem gesamten Körper. Dabei kümmern wir uns nicht um die Heilung der Krankheit, sondern um die Vitamin- und Mineralstoffmängel. Und um diese zu beseitigen setzen wir Säfte und flüssige Nahrungsmittel ein. Dies ist ein weiterer Grund, lebendige Nahrungsmittel zu sich zu nehmen.

»Lebendige« Nahrungsmittel

Mae West gehörte ebenfalls zu meinen Patienten und befolgte viele meiner Ratschläge. Einer ihrer berühmtesten Sätze war: »Wissen Sie, mich interessieren nicht die Männer in meinem Leben, sondern das Leben in meinen Männern.« Mit diesem Gedanken im Hinterkopf sollten wir uns für das Leben in unseren Nahrungsmitteln interessieren. Das Leben in Obst und Gemüse wird so stark von der Sonne beeinflusst, dass Säfte häufig auch als »flüssiger Sonnenschein« bezeichnet werden. Indirekt wird unser Leben vom Boden, auf dem unsere Pflanzen wachsen, beeinflusst und vom Wasser, das die Leben spendenden Nährstoffe durch jede Pflanze transportiert. Folglich sollten wir sorgsam mit unseren Böden umgehen und unsere Wasserressourcen sauber halten.

Wasserlösliche Mineralstoffe zerfallen, sobald sie in eine wässrige Lösung gelangen, in positiv und negativ geladene Ionen. Sie schaffen winzig kleine elektrische Felder, die meiner Ansicht nach die Heilung unterstützen. Ich bin sicher, dass Menschen ohne sie nicht gesund sind. Und dies kann die wichtigste Information Ihres Lebens sein. Ich möchte, dass Sie nach der größtmöglichen Gesundheit streben, Ihren optimalen Lebensstil finden und jeden Tag drei Gläser Saft aus den verschiedenen »lebendigen« Nahrungsmitteln trinken. Und sich dabei so ausgewogen wie möglich ernähren.

Bevor Sie beginnen: Das sollten Sie wissen

Wichtig sind eine gute Saftpresse und eine guter Mixer. Zu weiteren Details komme ich im Kapitel *Säfte, Mixer und Entsafter*, doch vorab so viel: Lesen Sie die Bedienungsanleitung genau, und achten Sie auf Ihre Ausrüstung, damit Sie optimalen Nutzen genießen. Kaufen Sie möglichst kein billiges Gerät, und informieren Sie sich vor dem Kauf über das Angebot. Wenn Sie lediglich Säfte aus festen Gemüsesorten, wie Möhren, Sellerie oder Rote Bete, zubereiten möchten, brauchen Sie nur eine Zentrifugalpresse. Für Saft aus Äpfeln oder Zitrusfrüchten müssen Sie sich ein anderes Gerät zulegen. Wenn Sie Weizengras oder Spinat verarbeiten möchten, benötigen Sie eine Spezialsaftpresse für Blattgemüse.

Wichtig ist zu wissen, dass frisch zubereitete Säfte den höchsten Nährwert besitzen und frisches, organisch angebautes Obst und Gemüse in reifem (dies gilt für Obst und einige Gemüsesorten) oder in nahezu reifem Zustand (junges Gemüse) über die höchste Nährstoffkonzentration verfügen. Verwenden Sie Obst und Gemüse, wenn es seine volle Reife erlangt hat, verarbeiten Sie es sofort zu Saft, und trinken Sie den Saft auch sofort. Das ist das Prinzip. Pflücken Sie eine vollreife, weiche Himbeere, essen Sie sie direkt vom Strauch, und Sie verzehren eine Frucht mit dem höchst erreichbaren Nährwert, über den sie verfügt. Verstehen Sie, was ich meine?

Oxidation, lange Lagerung, Erhitzen und Wässern sind Prozesse, die zu Vitamin-, Mineralstoff- und Spurenelementverlusten führen oder die die Stoffe zerstören. Der Wert eines solchen Obstes und Gemüses ist gleich null.

Planen Sie die Saftzubereitung: 1. Wann und woher wollen Sie Ihre Früchte für die Saftzubereitung besorgen? 2. Wann wollen Sie den Saft zubereiten?, und 3. wann wollen Sie den Saft trinken? Decken Sie jeden Saft zu, und stellen Sie ihn immer in den Kühlschrank, wenn Sie ihn aufbewahren wollen.

Höchster Nährwert heißt höchste Reife

Wenn Sie reife Beeren sehen, pflücken und essen Sie sie gleich, oder machen Sie Saft daraus. Bewahren Sie sie nicht eine Woche lang auf, denn ihre Qualität leidet zwangsläufig darunter. Verwenden Sie keine grünen Beeren. Abgesehen davon, dass sie sauer schmecken, besitzen sie auch noch nicht den Nährwert einer reifen Frucht. Sie müssen sie punktgenau dann zubereiten, wenn sie reif sind. Aus diesem Grund sagt man in den USA immer, dass die Menschen in Boston noch nie eine reife Brombeere gegessen haben. Warum? Weil Brombeeren grün aus anderen Landesteilen verfrachtet werden.

Frisch vom Strauch gepflückte Stangenbohnen bilden Basen, nach sechs Tagen Lagerung bilden sich in ihnen jedoch Säuren. An diesem Beispiel können Sie sehen, warum Sie Obst und Gemüse so schnell wie möglich nach der Ernte verarbeiten sollten. Aus demselben Grund – Nährwertverlust – ist es so wichtig, einen Saft unmittelbar nach seiner Zubereitung zu trinken. Wir sollten ihn den Verdauungssäften zuführen, bevor irgendeine Oxidation begonnen hat.

Die Heilung setzt ein, wenn die richtigen Mineralstoffe und Vitamine das Gewebe erreichen, das der Unterstützung durch die Nährstoffe bedarf. Wenn Sie sehen können, wie die Heilung durch kontinuierliche, tagtägliche Bemühungen voranschreitet, werden die von Krankheiten und Nährstoffmangel betroffenen Gewebe schließlich neu aufgebaut, runderneuert, erfrischt und revitalisiert.

Auf diese Weise sorgen wir für die Wiederherstellung aller Körperstrukturen, die wir für den täglichen Zellaufbau in unserem Körper benötigen.

Denken Sie daran, dass wir jede Zelle im Körper über das Blut und die mit dem Blut in ständigem Austausch stehende Flüssigkeit, die die Zellen umgibt, erreichen und dass mit Hilfe des Blutes auch lösliche biochemische Nährstoffe in jede Zelle im Körper gelangen. Daher ist es so wichtig, dreimal täglich frische Säfte und Saftkombinationen zu trinken.

Säfte spielen eine wunderbare, heilende Rolle in meinem Leben und sorgen für gesunde, ausreichend ernährte Gewebe, Drüsen, Organe und Systeme. Mit einem Satz ausgedrückt, sie sorgen für beste Gesundheit und umfassendes Wohlbefinden. Wir sollten die Idee hinter uns lassen, eine Krankheit zu heilen. Lassen Sie uns für einen gesunden Körper sorgen, chemisch vollständig, gerüstet für die Zukunft und bereit, sich jeder Herausforderung zu stellen, die uns das Leben bietet.

Säfte, Mixer und Entsafter

Frische Obst- und Gemüsesäfte, aufgenommen in unsere normale Ernährung, können eine derartige Schubkraft besitzen, dass man sich nach nur einem oder zwei Monaten um vieles besser fühlt. Wer weiß schon, was in einem Jahr, in dem Sie täglich verschiedene Säfte getrunken haben, passieren kann? Die Linderung einer lange andauernden chronischen Krankheit ist für viele die Belohnung dafür, dass sie sich für eine gesunde Ernährung und eine gesunde Lebensweise entschieden haben – bleiben Sie bei Ihrer Entscheidung!

Ich finde, Säfte sollten ein fester Bestandteil der täglichen Ernährung von uns allen sein. Und dadurch, dass wunderbare, preiswerte Geräte verfügbar sind, kann jeder zum Saftexperten werden.

Früher tranken unsere Großeltern Apfelsaft, der direkt in einer riesigen, von Hand betriebenen Apfelpresse zubereitet wurde. Unsere Großmütter, sofern sie in einer Gegend lebten, in der Orangen nicht zu teuer waren, bereiteten von Hand frischen Orangensaft zu, indem sie Orangenhälften auf der kleinen gerippten Kuppel in der Mitte eines Tellerchens, das die Flüssigkeit auffing, so lange hin- und herbewegten, bis sie nur noch die Schale in der Hand und den Saft hatten, den sie in ein Glas gießen konnten. Manchmal wurde Traubensaft zubereitet, indem die Trauben durch ein Sieb gestrichen und der Saft in einem darunter stehenden Gefäß aufgefangen wurde. Dann gab man das Fruchtfleisch in ein sauberes Leinentuch und presste so auch den letzten Rest Saft aus den Früchten. Ich glaube, dass damals ein Saft noch wertgeschätzt wurde, da die Zubereitung weitaus komplizierter und arbeitsintensiver war als heute. Doch heute, da wir wissen, welchen Nutzen wir aus den Säften ziehen, sollten wir darauf erpicht sein, uns diese Gelegenheit für ein gesünderes und vitaleres Leben nicht entgehen zu lassen und die frisch gepressten Säfte in unsere tägliche Ernährung integrieren.

Ein Wort vorab

Auf der einen Seite freue ich mich über die große Auswahl an Säften und Saftkombinationen in den Supermarktregalen. Doch dies sind keine frischen Säfte, und ihr Nährwert ist entsprechend gering. Wenn diese Säfte ein Jahr oder älter sind, was soll daran dann frisch sein?

Ich würde vorschlagen, dass Sie auf industriell hergestellte Säfte verzichten. Diese Art Saft wurde entweder aus Konzentraten oder aus Importfrüchten aus Ländern zubereitet, in denen noch immer Pestizide, wie zum Beispiel DDT und einige andere Krebs erregende Stoffe, verwendet werden. Außerdem wurden die Früchte vielleicht auf nährstoffarmen Böden angebaut, so dass ihr Nährwert logischerweise ebenfalls geringer ist. Fruchtcocktails können mit Zuckerzusatz versehen worden sein. Ich will nicht behaupten, dass sämtliche Säfte in Flaschen oder anderen Verpackungen durch Pestizide verunreinigt oder qualitativ minderwertig sind, aber fest steht, dass sie in den allermeisten Fällen nicht so aromatisch oder nährstoffreich sind wie frische Säfte. Meist sind sie mit Wasser verdünnt und enthalten auch noch unnatürliche Zusätze.

Was ist so falsch an chemisch bearbeiteten Lebensmitteln oder Zusatzstoffen in Getränken? Im Grunde genommen empfindet der Körper sie nicht als natürlich, deshalb müssen sie entgiftet, aufgespalten und vom Körper wie jede andere fremde Substanz abtransportiert werden. Dies raubt dem Körper Energie, hemmt einen schwer kalkulierbaren Teil der Schutzmechanismen des Immunsystems und kann Leberschäden verursachen. Sollte es überhaupt so etwas wie »harmlose« Zusätze in Lebensmitteln geben, könnten sie sich immer noch in eine Krebs erregende Substanz oder ein Gift verwandeln, wenn sie mit anderen chemischen Stoffen oder giftigen Rückständen zusammenkommen, die sich in diesem Augenblick im Körper befinden. Ich weiß nicht, wie Sie dazu stehen, aber ich möchte das lieber nicht ausprobieren. Ich möchte, dass meine Nahrungsmittel – und Säfte – vollwertig, rein, natürlich und frisch sind!

Nicht aller Anfang ist schwer

Man braucht nicht viel für die Zubereitung von Frucht- oder Gemüsesäften. Kaufen Sie sich einfach eine Saftpresse, und legen Sie los.

Sehen Sie sich in den Läden um, und finden Sie heraus, welche Arten von Saftpressen es gibt. Es gibt immer noch von Hand betriebene Saftpressen, die zwar für Zitrusfrüchte geeignet, für alle anderen Früchte jedoch nicht brauchbar sind. Ich würde Ihnen nicht zum Kauf einer solchen Presse raten, da ich finde, dass die meisten Menschen sowieso zu viele Säfte aus Zitrusfrüchten und zu wenig aus anderen Obstsorten zu sich nehmen. Probieren Sie lieber Säfte aus anderen Früchten aus.

Informieren Sie sich über elektrische Entsafter, und suchen Sie nach einem Gerät, das Ihren Bedürfnissen und Preisvorstellungen entspricht. Vielleicht informieren Sie sich auch zuerst in den verschiedenen Verbrauchermagazinen über die Vor- und Nachteile und das Preis-Leistungs-Verhältnis der jeweiligen Geräte.

Ebenso müssen Sie herausfinden, wo sie gutes Obst und Gemüse zur Saftherstellung kaufen können (siehe auch das Kapitel *Das Beste vom Tisch der Natur für Ihre Gesundheit*). Sie sollten wissen, dass unbehandeltes, biologisch angebautes Obst und Gemüse – das heißt mineralstoffreiche Böden, Spurenelemente, natürliche Düngemittel – besser und, im Hinblick auf die Nährstoffe, hochwertiger ist als alles, was Sie in üblichen Läden kaufen können.

Nachdem Sie ein paar Säfte aus einzelnen Früchten hergestellt haben, können Sie sich daran manchen, Geschmacksrichtungen und Nährstoffe durch Mixen zu kombinieren oder andere Bestandteile hinzuzufügen.

Entsafter und Mixer: Ein großer Unterschied

Entsafter und Mixer erfüllen jeweils unterschiedliche Aufgaben. Die meisten Entsafter arbeiten bei nur einer Geschwindigkeit, während Mixer mehrere Geschwindigkeitsstufen besitzen. Dies ist jedoch nicht der Hauptunterschied. Im Unterschied zum Mixer zerkleinert die Saftpresse das Obst und Gemüse zuerst und presst anschließend den Saft aus dem Fruchtfleisch. Mixer hingegen verflüssigen alles, was man hineinsteckt oder schneiden es in kleine Stücke. Mit anderen Worten, Fruchtfleisch und Saft werden in eine Art Brei verwandelt und gemixt.

Natürlich können Sie den Saft mit Ihrem Entsafter herauspressen und den Saft mit anderen Zutaten im Mixer vermengen, wenn Sie nahrhafte Kombinationen herstellen möchten. Zum Beispiel können Sie einen Saft aus Möhren und Sellerie zu gleichen Teilen zubereiten, was einen sehr leckeren Saft ergibt. Gießen Sie diesen Saft in den Mixer (etwa $1/2$ Liter) und geben Sie eine Viertel Tasse Sonnenblumenkerne dazu, die Sie über Nacht in Ananassaft eingeweicht haben. Mixen Sie die Zutaten, bis alles gut vermengt ist. Das Ergebnis ist ein sehr geschmackvoller Saft, der reich an Vitamin E, Fettsäuren, Zink und vielen Enzymen und ein hervorragender Drüsen-»Gesundmacher« ist.

Wenn Sie keinen Mixer besitzen, sollten Sie sich unbedingt ein solches Gerät kaufen. Wenn Sie jedoch im Augenblick nur ein einzelnes Gerät kaufen möchten, dann sollten Sie sich zuerst den Entsafter besorgen und sich später den Mixer zulegen. Im zweiten Teil dieses Buches *Natürliches Mixen für Gesundheit und Wohlbefinden* werden besonders diejenigen, die gerne Säfte kombinieren, viel Interessantes finden.

Entsafter: Technik und Funktion

Eine gute Zentrifugalpresse, die auch hartfleischige Gemüsesorten, wie Möhren, Sellerie, Rote Bete und Ähnliches, verarbeitet, wird von allen bekannten Küchenmaschinenherstellern angeboten. Durch ein rotierendes Messer (Blatt) wird das Gemüse zerkleinert und der Saft vom Fruchtfleisch durch die Zentrifugalkraft getrennt. Bei Zentrifugal-Entsaftern wird das Fruchtfleisch entweder separat aufgefangen oder durch eine seitliche Öffnung aus dem Entsafter befördert. Ebenfalls erhältlich sind so genannte nicht zentrifugierende Entsafter mit Presskolbenmechanismus, wie zum Beispiel von »Champion« oder »Green Life«, in denen das Obst und Gemüse zerschnitten und der Saft herausbefördert wird, indem das Fruchtfleisch gegen die rostfreie, extrem strapazierfähige Gerätewand gedrückt wird. Diese Art Entsafter ist ebenfalls mit einer hydraulischen Presse erhältlich. Einer der großen Vorteile ist, dass Sie diesen Entsafter auch für die Herstellung von Samen- oder Nussbutter, Babynahrung oder Sorbets verwenden können. Sowohl das professionelle Hochleistungsgerät (z. B. von Champion) wie auch das Haushaltsgerät ist in Fachgeschäften erhältlich.

Sowohl die zentrifugalen wie auch die mit Presstechnik arbeitenden Entsafter verstopfen leicht durch das Fleisch weicher Früchte oder die Blätter von Spinat oder Petersilie usw. Wenn Sie Spinat oder Petersilie richtig im Entsafter zubereiten möchten, geben Sie die Zutaten zusammen mit Möhren oder Sellerie hinein und lassen die Maschine alles zerkleinern. So erhalten Sie einen gemischten Saft, der chlorophyllreichen Spinat- oder Petersilienextrakt enthält.

Sollten Sie schon einmal Weizengrassaft in einem Naturkostladen gekauft haben, ist Ihnen sicherlich aufgefallen, dass er wahrscheinlich der teuerste aller Säfte ist. Berühmt gemacht hat ihn das Hippocrates Health Institute in Florida. Es handelt sich hierbei ganz einfach um den grünen, chlorophyllreichen Saft junger Weizengrashalme. Manche Menschen bauen Weizengras selbst auf dem Fensterbrett oder im Gartenbeet an. Dieses Weizengras wird in einem speziellen Hochleistungsentsafter mit besonders niedriger Umdrehungszahl zerkleinert. Durch die geringere Umdrehungszahl des Messers wird das Gras zerschnitten, ohne dass Reibungswärme und damit Oxidation, aber ein wunderbarer grüner Saft entsteht. Entsafter mit hohen Umdrehungszahlen können offenbar Gras, Spinat und die Blätter anderer Grüngemüse kaum zufrieden stellend verarbeiten. Die grünen Säfte werden vorrangig zur Reinigung der Körpergewebe verwendet und sind vielleicht die besten Säfte gegen degenerative Krankheiten.

Warum Sie diesen Zug nicht verpassen sollten

Wir leben in einer Zeit, in der Krankenhauskosten und Ärztehonorare hoch, viele andere gesundheitliche Dienstleistungen ausgesprochen teuer und die Krankheitsstatistiken reichlich entmutigend sind. Deshalb ist es sinnvoll, Ihre Gesundheit so gut wie möglich zu beschützen.

Die Forschung hat gezeigt, dass viele moderne Krankheiten in Zusammenhang mit Nährstoffmängeln stehen. Ein jahrelanger Mineralstoffmangel durch eine unzureichende oder unausgeglichene Ernährungsweise kann beispielsweise eine chronische Krankheit hervorrufen und deren Abklingen verhindern. Frische Säfte helfen jedoch dabei, diesen Mangel zu vermeiden.

Wie können ernährungsbedingte Mangelerscheinungen Krankheiten auslösen? Sämtliche Körperzellen sind darauf programmiert, interne Energie und von außen zugeführte Nahrung (durch das Blut und die interstitielle Körperflüssigkeit) für ihre Arbeit heranzuziehen. Aber wie kann eine Zelle ihrer Pflicht nachkommen, wenn sie nicht die richtigen Mineralstoffe zur Verfügung hat, um ihre Aufbauarbeit richtig machen zu können, oder um ein Protein herzustellen, das sie bilden sollte.

Die Antwort ist: Die Zelle kann es nicht. Sobald eine Zelle durch einen Mangel an einem oder mehreren Mineralstoffen geschwächt ist, wird sie ein leichter Gegner für einige Prozesse, die sogar zur Schädigung der DNA im Zellkern oder anderen ernsten Störungen führen können. Diese Zusammenbrüche spielen sich meist in den Zellen der generell schwachen Gewebe ab, wo bereits eine leichte Funktionsstörung fatale Folgen haben kann, wie zum Beispiel die Entstehung degenerativer Krankheiten, Asthma, Nierenversagen, Emphyseme oder Herzkrankheiten.

Säfte sind eine wirksame Maßnahme und ein wirkungsvolles Mittel gegen alle Krankheiten, deren Ursprung in Nährstoffmängeln liegt. Sie besitzen exakt die richtigen Wirkstoffe, die für eine Vermeidung oder Heilung erforderlich sind.

Grünes in Ihren Entsafter

Einer der größten Vorteile chlorophyllreicher Säfte ist ihre reinigende Wirkung auf den Darm und andere Ausscheidungsorgane, was zur Reinigung des Blutes, der Lymphe und der Zellflüssigkeiten führt. Ein gereinigter Körper ist ein effektiver Körper; ein Körper mit guter Verdauung kann Nährstoffe gut aufnehmen und ist voller Energie und Vitalität. Krankheiten können sich selten in einem sauberen, gut ernährten Körper breit machen beziehungsweise verschwinden, wenn ein wohlgenährter Körper, dessen Fettgewebe und von Natur aus schwache Organe, Drüsen, Gewebe und Systeme von Stoffwechselabfällen, chemischen Rückständen und anderen Giften durchtränkt waren, wieder sauber ist.

Im Vorwort dieses Buches habe ich die heilende Kraft grüner Säfte durch meine Erfahrung mit der jungen Frau mit den 13 offenen Beingeschwüren recht dramatisch dargestellt. Nachdem die Ärzte zweier renommierter Kliniken ihr nicht hatten helfen können, zeigte ihr »Dr. Chlorophyll« die Heilkraft der Natur. Wenn wir beginnen, Säfte aus Grüngemüse herzustellen, berühren wir damit den reinigenden Aspekt der Heilung, ein Thema, über das heute selten gesprochen wird.

Es gibt verschiedene Sorten von Grüngemüse, die Sie für die Saftzubereitung verwenden können, und bevor wir mit dem Thema Reinigung fortfahren, möchte ich Ihnen die Heilwirkungen von Chlorophyll auflisten und dann erzählen, wie wir zu diesen grünen Säften kommen.

Die Heilwirkung von Chlorophyll

- Hilft beim Aufbau roter Blutkörperchen
- Wirkt Giften entgegen
- Hilft bei der Reinigung der Leber
- Versorgt die Gewebe mit Magnesium
- Verringert Blutzuckerprobleme
- Erhöht die Milchproduktion
- Verringert oder verhindert Körpergerüche
- Verbessert das Abfließen von Sekreten in der Nase
- Besänftigt Magengeschwüre
- Verringert katarrhalische Absonderungen
- Verringert Krampfadern
- Reinigt und desodoriert den Darm
- Verringert Entzündungen bei einigen Hepatitisformen
- Unterstützt die Blutgerinnung
- Verringert Asthmasymptome
- Unterstützt eine rasche Wundheilung
- Tötet Bakterien in Wunden
- Verringert das Laufen der Nase
- Unterstützt entzündete Organe (Mandeln, Blinddarm usw.)
- Wirkt beruhigend bei Hämorrhoiden
- Belebt das Gefäßsystem
- Verringert Entzündungsschmerz

Säfte aus Gräsern und Kräutern

Ich habe viele Patienten erlebt, denen mit grünen Säften geholfen wurde. Mit Säften, die Chlorophyll, Enzyme, Eisen, Magnesium, Phosphor, Kalium und Natrium enthalten sowie Provitamin A, die Vitamine des B-Komplexes und die Vitamine C, E, und K. Die Kraft der Sonne im Chlorophyll reinigt auf wundervolle Art und Weise den Körper. Grüne Säfte, die reich an Kaliumsalzen sind, unterstützen die Herzfunktion und neutralisieren Säureansammlungen im Muskelgewebe. Grüngemüse hilft dabei, die Leber und die Gallenblase vor der schädigenden Wirkung von Fetten zu schützen. Das Chlorophyll im Grüngemüse reinigt den Darm und den Blutstrom, und Provitamin A (Karotin) wirkt nachweislich antikarzinogen, das heißt, es schützt vor Krebs.

Grüngemüse enthält eine große Menge Karotin, ebenso wie Möhren. Wie die Geschichte meines Patienten Del Wilhite beweist (siehe Seite 57f.), enthalten Möhren heilende Nährstoffe. Die Tatsache, dass er sich über ein Jahr lang von Karottensaft ernährt hatte, wirkte sich positiv auf seinen Darmkrebs aus. Ich war verblüfft, was er während seiner Fastenkur über den Darm ausschied. Sämtliche Symptome verschwanden. Möhrensaft wird von den meisten Menschen insgesamt gut vertragen, wohingegen grüne Säfte aus Weizengras, Gerstengras, Alfalfa oder Blattgemüsen entweder mit Wasser beziehungsweise irgendeinem milden Saft verdünnt oder anderenfalls sehr langsam getrunken werden müssen. Grüne Säfte sind hochwirksam, und die meisten Menschen müssen sie sehr vorsichtig trinken.

Grüne Säfte und degenerative Krankheiten

Ann Wigmore, die Gründerin des Hippocrates Health Institute, hat in ihren späteren Jahren den Weizengrassaft berühmt gemacht. Sie war eine wundervolle Frau, deren Arbeit ich sehr respektiere. Sie zeigte, dass die Nährstoffwirkung von »lebendigen«

rohen Nahrungsmitteln und Säften häufig mit einer ausgesprochen auffälligen Gesundung und Wiederherstellung der Lebensenergie ihrer Patienten einherging.

Der ab Seite 57 bereits erwähnte Arzt H. E. Kirschner war ebenfalls fest vom gesundheitlichen Wert von Säften überzeugt. In den 1930er Jahren bestätigte Dr. Kirschner die heilende Kraft grüner Säfte, als er sich um 200 Tuberkulose-Patienten im Olive-View-Sanatorium in der Nähe von Los Angeles kümmerte. Er gab diesen Patienten täglich einen »grünen Drink«, der aus Ananassaft, Alfalfa, Petersilie, Pfefferminze, Spinat, Kräutern, getrocknetem Algenpulver, Mandeln, Datteln und Sonnenblumenkernen bestand, und in einem Mixer vermengt wurde. Dieses Getränk wurde allen Patienten zusätzlich zu ihrer regulären Diät verabreicht. Viele Patienten legten an Gewicht zu, während sich ihre Verdauung und Darmfunktion verbesserten und ihre Hämoglobinwerte stiegen. Einige Patienten im Endstadium konnten nach sechs bis acht Monaten wieder aufstehen und herumgehen.

Dr. Kirschners grüner Drink: Weichen Sie 15 Mandeln, vier entkernte Datteln und fünf Teelöffel Sonnenblumenkerne über Nacht in Wasser ein. Geben Sie sie in der Früh in einen Mixer mit zuvor gesüßtem Ananassaft, und mixen Sie alles sorgfältig. Nehmen Sie vier Hände voll Grüngemüse (ohne Stängel und Stiele), wie zum Beispiel Alfalfa, Petersilie, Pfefferminze, Spinat, Rote-Bete-Blätter, Brunnenkresse, Kohl, Mangold und Kräuter (z. B. Malve, Rapunzel und Löwenzahn). Geben Sie das Grünzeug in den Ananassaft, und fügen Sie dann die Mandel-Dattel-Sonnenblumenkern-Mischung hinzu und mixen alles. Klingt das nicht lecker?

Dennoch war Dr. Kirschners grüner Drink kein Saft, sondern ein Mixgetränk. Sie können jedoch hervorragende grüne Säfte nach demselben Prinzip zubereiten. Bitte beachten Sie dabei:

Grüner Basissaft: Sie können Weizengras, Gerstengras oder Alfalfa verwenden, sollten ihn jedoch mit frischer Petersilie, Pfefferminze, Spinat oder auch Sellerie verdünnen. Den Geschmack liefert Ihnen Ananas- oder Apfelsaft, oder Sie nehmen destilliertes Wasser zum Verdünnen. Diesem frischen, rohen Basissaft können Sie Kräuter hinzufügen – indem Sie die frischen Blätter, Blüten oder Wurzeln zu Saft verarbeiten. Sie können auch das getrocknete Pulver dazugeben und mixen, oder aber Sie kochen zuerst einen Kräutertee und mixen ihn dann mit dem grünen Basissaft.

Verdünnen von Kräutertees mit Säften

Als kühles Sommergetränk haben wir häufig eine große Kanne mit Saft vermischtem Kräutertee für unsere Patienten und Studenten zubereitet. Kräutertee mit schmackhaften Aromen wie Zitronengras oder Alfalfa-Pfefferminz lassen sich sehr gut mit Apfelsaft mischen, während andere Kräutertees wunderbar mit Ananassaft oder anderen Saftmischungen harmonieren.

Einen ganz besonderen Energieschub verleiht Ihnen ein Glas mit einem Obst- oder Gemüsesaft Ihrer Wahl, in das Sie einen gehäuften Teelöffel Pollen geben. Mixen Sie das Ganze 30 Sekunden lang auf der höchsten Stufe. Es schmeckt wunderbar und tut eine Menge für Ihre Energie.

Mehr Ideen und Gedanken zum Thema Saft

Als ich in den 1930er Jahren das Bircher-Benner-Institut in den Schweizer Alpen besuchte, das von Dr. Max Benner 1897 gegründet wurde, sah ich, wie Wissenschaftler rohes Rübengemüse an Laborratten verfütterten. Das Rübengemüse verringerte mit großem Erfolg das Wachstum ihrer Krebsgeschwüre. Rübengemüse reinigt Leber, Gallenblase und Darm. Ich versuche immer, ein wenig Rübensaft oder eine Hand voll geraspeltes, rohes Gemüse in meinen täglichen Salat zu geben. Ich hatte eine Zeit lang immer wieder Probleme mit dem Darm und habe es diesem Gemüse und Saft zu verdanken, dass ich mich wieder davon erholt habe.

Ich kann mich daran erinnern, als Dr. Garnett Cheney an der Universität in Stanford in den 1940er Jahren entdeckte, dass Saft aus rohem, grünem Kohl Magengeschwüre heilen kann (*California Medicine*, 70 [1949]: 10–14). Bereiten Sie aus einem halben Kopf Grünkohl einen Saft zu, und trinken Sie etwa 1 Liter über den Tag verteilt. Sie können dem Kohlsaft mit Sellerie- oder Ananassaft noch eine andere Geschmacksnote verleihen, wenn Sie ihn nicht pur mögen. Einige Menschen empfinden Kohlsaft als zu stark für ihren Geschmack, und sie trinken ihn lieber verdünnt. Die meisten Magengeschwürpatienten können innerhalb von zehn Tagen mit dieser Kohlsaftkur geheilt werden.

Bei Darmblutungen habe ich vielen meiner Patienten einen Einlauf, angereichert mit grünem Saft oder »flüssigem Chlorophyll«, vorgeschlagen. Chlorophyll hat eine beruhigende, reinigende und heilende Wirkung auf den Darm.

Vor vielen Jahren kam eine Frau auf meine Gesundheitsfarm in Escondido in Kalifornien. Durch Hunderte von Ausstülpungen am Dickdarm war ihr gesamtes Darmsystem sehr empfindlich und nur eingeschränkt funktionstüchtig. Ihr Arzt wollte den betroffenen Dickdarmteil operativ entfernen, sie jedoch hatte sich auf den langen Weg vom Osten in den Westen zu mir gemacht, beseelt von dem Wunsch nach einer alternativen Heilmethode. Ihr Verdauungssystem wurde mit fast keiner Nahrung mehr fertig, doch ich fand ein Nahrungsmittel, das es problemlos akzeptierte: Ziegenmilch. Also habe ich sie auf eine Ziegenmilch-Diät gesetzt. Milch enthält jedoch weder Eisen noch Folsäure, folglich mussten wir, um keine Blutarmut zu riskieren, täglich ein wenig grünen Saft zur Milch geben. Diese Frau blieb bei mir auf der Farm, sie blieb über 30 Jahre und arbeitete als Angestellte bei mir. Ich hatte nie eine Mitarbeiterin, die härter arbeitete, obwohl ihre Kost hauptsächlich aus Ziegenmilch mit ein wenig Chlorophyll bestand. Manchmal nahm sie auch bestimmte Früchte und ein paar Nüsse, die sie über Nacht in Apfelsaft eingeweicht hatte, oder ein unter die Ziegenmilch gemischtes Eigelb zu sich.

Noch ein Weg zum Saft

Wenn Sie sich keinen Entsafter leisten können, können Sie Weizen- oder Gerstengrassaft oder anderen grünen Saft im Mixer zubereiten, indem Sie destilliertes Wasser in den Mixer geben, einige Hände voll Grünzeug hinzufügen und die Mischung mit dem Mixer sehr sorgfältig zerkleinern.

Schütten Sie den Saft in einen Krug oder ein anderes großes Gefäß, und lassen Sie ihn zwei Stunden an einem kühlen Ort ziehen. Dann gießen Sie die Flüssigkeit durch ein Leinentuch. So erhalten Sie einen grünen Saft, der zwar verdünnt, aber dennoch frisch, kraftvoll und voller Chlorophyll ist.

Der Dr.-Jensen-Drink

Wenn ich müde werde oder das Bedürfnis nach Energie verspüre, mache ich mir meinen Spezialdrink, den meine Freunde und Mitarbeiter *Dr.-Jensen-Drink* genannt haben. Die Basis besteht aus Ziegen- oder Sojamilch (aus Sojapulver statt -mehl hergestellt) und wird zur Hälfte mit Möhren oder grünem Saft aufgegossen. Ein Teelöffel Mandel- oder Sesamsaatbutter und ein Teelöffel natürliches Süßungsmittel wie Honig, Walnuss- oder Dattelzucker kommen hinzu. Manchmal gebe ich auch eine Avocadospalte, eine halbe Banane oder ein wenig Rübensaft dazu.

Vielleicht möchten Sie diesen Drink ja einmal ausprobieren und ihn nach Ihren Wünschen und Bedürfnissen verändern, indem Sie beispielsweise ein paar Pfefferminzblätter oder einen bestimmten Nährstoff, von dem Sie wissen, das Sie ihn benötigen, hinzufügen. Das ist das Wunderbare an der Saftzubereitung: Der Kreativität sind keine Grenzen gesetzt!

Man kann spezielle Entsafter mit besonders niedriger Umdrehungzahl kaufen, die man Weizengras-Entsafter nennt. In ihnen wird der Saft aus Gersten- und Weizengras, Alfalfa, Sprossen und anderem Grüngemüse herausgepresst. Sie können jedoch genauso gut einen Entsafter mit hoher Umdrehungszahl verwenden, sofern Sie harte Gemüsesorten wie Karotten oder Sellerie zusammen mit Blattgemüse darin pressen. Die harten Gemüsesorten geben dem Drink ein wenig Masse und Volumen, während die weichen Gemüsesorten eher die Flüssigkeit liefern.

Durch diesen Prozess erhalten Sie zwar keinen puren grünen Saft, aber wahrscheinlich empfinden Sie diesen grünen Saft sowieso als so stark, dass Sie ihn lieber verdünnt genießen.

Erinnern Sie sich daran, dass ich keinen Entsafter besaß, als diese Frau mit den 13 offenen Geschwüren an den Beinen zu mir kam. Ich ließ sie sämtliche Blattgemüse von Hand schneiden und den Saft dadurch zubereiten, dass sie die Blätter zusammen mit Minze in destilliertem Wasser einweichte. Die Geschwüre heilten, und sie konnte nach Hause zurückkehren.

Der Anbau von Weizengras

Weizengras hat nicht nur einen hohen Anteil an Provitamin A und Chlorophyll, sondern auch an Mineralstoffen und Enzymen. Es enthält Protein, Prostaglandine (Gewebshormon) und Spurenelemente. Auf Grund seines hohen Nährstoffgehaltes bauen es einige Menschen zu Hause an.

Dazu weichen Sie Weizensaat über Nacht in Wasser ein und bringen sie am nächsten Morgen in mindestens 2,5 Zentimeter tiefer mineralstoffreicher Erde auf einem Tablett oder in einer Fensterbox ein. Es kann auch ruhig weniger Erde sein, da Sie das Gras sowieso ernten werden, bevor es allzu hoch gewachsen ist. Streuen Sie das Saatgut auf den Boden in der Box, und geben Sie dann etwa 0,5 bis 0,6 Zentimeter hoch Erde darüber. Gießen Sie jeden Tag etwa so viel, dass die Erde feucht bleibt. Wenn das Gras eine Höhe von rund zwölf bis 15 Zentimetern erreicht hat, schneiden Sie es ab und bereiten Ihren Saft daraus. (Ann Wigmore hat übrigens ihre Weizensaat zuerst in einem 2-Liter-Gefäß keimen lassen, bevor sie sie in die Erde einbrachte.)

Das Fruchtfleisch des Weizengrases eignet sich übrigens perfekt als Breiumschlag, um das Gift aus Wunden, Entzündungen, eiternden Geschwüren und Zysten zu ziehen. Geben Sie die Masse auf die betroffene Stelle, bedecken Sie sie mit einem feuchten

Tuch, und geben Sie ein trockenes Tuch oder Handtuch darüber. Letzteres sollte mit Leukoplast oder Heftklammern befestigt werden, damit der Umschlag über Nacht nicht verrutschen kann.

Frische grüne Säfte enthalten, wie alle rohen Nahrungsmittel, Enzyme, die praktisch eine Initialzündung für Hunderttausende von chemischen Reaktionen in den Zellen verursachen. Zu jedem Zeitpunkt unseres Lebens wird irgendetwas abgebaut, aufgebaut und verändert. Ein Enzym ist ein komplexer, aktiver Eiweißkörper, der eine Veränderung in eine andere Substanz auslösen kann, ohne dabei sich selbst zu verändern. Je mehr Verdauungsenzyme wir mit Säften und festen Nahrungsmitteln aufnehmen, desto weniger Energie muss unser Körper für die für Verarbeitung und Nutzung unserer Nahrung notwendige Aufspaltung aufwenden.

Frisch zubereitete Säfte werden manchmal zur Behandlung von chronischen und degenerativen Krankheiten eingesetzt. Funktionieren sie auch? Ich würde sagen, dass sie als Teil einer ausgewogenen Ernährung durchaus einen entscheidenden Beitrag zur Heilung leisten.

Was steckt im grünen Saft?

Wenn ich über grüne Säfte spreche, umfasst dies eine riesige Auswahl, wie beispielsweise Löwenzahn, Senf, Rüben, Kohl, Spinat, Mangold, zahlreiche Sprossenarten, Alfalfa, Weizengras, Gerstengras, Rüben, Brunnenkresse, Petersilie und Spargel. Grüne Säfte können zwar aus einer Vielzahl von Gemüsen hergestellt werden, haben aber alle einige wertvolle Dinge gemeinsam.

Zunächst beschäftigen wir uns mit dem Chlorophyll. Die Fotosynthese in den Blättern ist eine chemisches Energiefabrik, die von der Sonne aktiviert wird, Kohlendioxid aus der Luft durch die Poren der Blätter zu ziehen. Chlorophyll ist der grüne Farbstoff in den Blättern, der Sonnenlicht absorbiert und es in biochemische Energie verwandelt. Durch die Spaltung von Wassermolekülen und die erneute Zusammensetzung ihres Wasserstoffs und Sauerstoffs mit dem Kohlenstoff und dem Sauerstoff des Kohlendioxids entstehen Kohlehydrate. Dieser Prozess findet in Anwesenheit von Chlorophyll statt. Kohlehydrate sind Pflanzenzucker oder Stärke. Die Stärkekörner sammeln sich in den Knollen oder Früchten einer Pflanze an, zusammen mit Vitaminen, Mineralstoffen, Enzymen und jeweils einem kleinen Anteil an Protein, Öl und einer Menge Wasser.

Chlorophyll wird häufig als das »Lebensblut« der Pflanzen bezeichnet, wobei das Basismolekül des Chlorophylls nahezu identisch ist mit dem Hämoglobinmolekül des Blutes. Der Hauptunterschied liegt im Eisenmolekül im Zentrum des Hämoglobinmoleküls, während sich im Zentrum des Chlorophyllmoleküls ein Magnesiummolekül befindet. Erstaunlicherweise enthalten die meisten grünen Gemüse zusätzlich zu ihrem Magnesium aus dem Chlorophyll 1 bis 2 Milligramm Eisen pro 100 Gramm. Um Ihnen eine Vorstellung der Mengen in einigen Gemüsen zu geben, sollten Sie Folgendes wissen: 100 Gramm rohe Petersilie enthalten 6,2 Milligramm Eisen und 41 Milligramm Magnesium, während in 100 Gramm Brunnenkresse 1,7 Milligramm Eisen und 18,6 Milligramm Magnesium enthalten sind. Erwachsene benötigen durchschnittlich 18 Milligramm Eisen pro Tag.

Das Geheimnis meiner Arbeit

Das Geheimnis meiner Arbeit liegt darin, für ein gutes Blutbild bei meinen Patienten zu sorgen, und nichts und niemand kann dies besser als grüne Gemüsesäfte. Eine hohe Anzahl roter Blutkörperchen bedeutet, dass mehr Sauerstoff ins Gewebe transportiert werden kann, um die Zellatmung zu unterstützen.

Ein Vegetarier in der dritten Generation aus Kanada brachte seine Tochter zu mir, die unter Anämie, also Blutarmut, litt. Sie war Vegetarierin in der vierten Generation und hatte sich geweigert, irgendwelche Nahrungsmittel tierischen Ursprungs zu sich zu nehmen. Ich gab ihr täglich acht chlorophyllreiche Säfte, und die Anzahl ihrer roten Blutkörperchen stieg von 2 800 000 auf 3 800 000 innerhalb eines Monats. Als sie die Farm wieder verließ, war sie bei 4 500 000 angelangt, was fast einem normalen Wert entspricht. Sie wurde wieder gesund und war sehr lebhaft und aktiv. Heute ist sie verheiratet und hat gesunde und kräftige Kinder.

Vitamin K, das für die Blutgerinnung verantwortlich ist, ist ein fettlösliches Vitamin, das in sämtlichen Grünpflanzen vorkommt. Alle grünen Gemüsesorten sowie Möhren enthalten eine große Menge an Vitamin A in Form von Karotin. Es wurde wissenschaftlich bewiesen, dass eine karotinreiche Ernährung das Krebsrisiko verringert. Zudem enthalten Grüngemüse zwischen 50 und 100 Milligramm Kalzium pro 100 Gramm. Die meisten von ihnen sind kaliumreich und enthalten Spuren von Kupfer und Zink.

Saft aus Grüngemüse hilft, den Kalziumspiegel zu regulieren, was den Heilungsprozess unterstützt. Chlorophyll versorgt die lebensnotwendigen Bakterien und reinigt den Darm, erhöht die Gerinnungsfähigkeit des Blutes ebenso, wie es das Blut aufbaut und reinigt. Bereits frühere Versuche haben gezeigt, dass Chlorophyll antiseptische Eigenschaften besitzt und gute Wirkung bei der Desinfektion von Wunden erzielt. Und genossen im Rahmen einer ausgewogenen Ernährung, wirkt es verjüngend. Grüne Säfte sind ein ganz besonderes Geschenk von Mutter Natur, was die Entgiftung, Reinigung und Wiederherstellung eines vergifteten, erschöpften Körpers betrifft.

Ohne gesunde Lebensweise hilft kein Saft

Ich möchte betonen, dass es ganz und gar nicht ausreicht, täglich ein paar Gläser frischen Saft zu trinken in der Hoffnung, dass so die schlechten Ernährungsgewohnheiten und ein ungesunder Lebensstil ausgeglichen werden können. Wenn Sie sich ein langes und gesundes Leben wünschen, müssen Sie einen neuen Weg einschlagen, und Säfte sind nur ein kleiner – wenn auch wichtiger – Schritt auf diesem neuen Weg.

Eine ausgewogene Ernährung, ich erinnere Sie an mein Konzept, das ich Ihnen ganz zu Beginn vorgeschlagen habe (siehe ab Seite 24), ist ein wesentlicher Teil einer richtigen Lebensweise.

Säfte und Nahrungsergänzungsstoffe sind für die »Feinabstimmung« gedacht, um Ihre individuellen Bedürfnisse zu befriedigen. Regelmäßige Bewegung ist ein weiterer unerlässlicher Faktor, ebenso wie ausreichend Schlaf und Ruhe sowie viel frische Luft.

Ich mag Säfte und ihre Wirkung sehr, aber ich hätte bestimmt nicht die Gesundheit, wie ich sie im Augenblick mit 91 Jahren (während ich dieses Buch schreibe) besitze, wenn ich nicht ein ganzheitliches Gesundheitsprogramm, also eine richtige Lebensweise, befolgen würde.

Die besten Pflanzen für den besten Saft

Nachfolgend finden Sie eine Liste der besten grünen Pflanzen und Gemüsesorten, die ich für die Saftzubereitung kenne. Abwechslung ist ein Schlüssel zur Gesundheit, also gönnen Sie sich täglich verschiedene Gemüsesorten.

Alfalfa: Ich empfehle die Verwendung von frischem Alfalfa im grünen Basissaft, und zwar nicht als Nahrungsergänzungspräparat, sondern wenn möglich frisch. Alfalfa hat sehr tief reichende Wurzeln und enthält Spurenelemente, wie Zink, Silizium, Kupfer, Mangan, Kobalt, Selen und Jod, und Mengenelemente, wie Kalzium, Magnesium, Phosphor und Kalium, wofür Alfalfa bekannt ist. Ebenso enthalten sind Natrium, Schwefel und Chlorid.

Verwenden Sie es zur Blutreinigung und bei Verdauungsproblemen. Es hilft ebenfalls bei Arthritis, Allergien und Morgenübelkeit und unterstützt die endokrinen Drüsen.

Alfalfa als Sprossen ist eines der reinsten Nahrungsmittel, die wir unserem Körper geben können. Sie unterstützen unter anderem die Darmtätigkeit. Alfalfa in Tablettenform hilft dabei, Darmausstülpungen, -verengungen und -falten sowie andere Teile des Verdauungstraktes von trägen Fäulnisstoffen frei zu halten. Alfalfatees sind basisch und unterstützen die Aufrechterhaltung des Säure-Basen-Gleichgewichts des Blutes (pH 7,4).

Anis: Dieses aromatische Gewürz kann man häufig auf dem Markt und in Naturkostläden während der Saison kaufen, oder es wächst wild in Ihrer Nähe. Ein wenig frischer Anis in Ihrem grünen Saft wird die Gasbildung in Magen und Darm reduzieren oder verhindern.

Brunnenkresse: Sie gehört zu den großartigsten der Gartenge-müse für die Gewichtsabnahme. Jeder, der unter Übergewicht leidet, sollte versuchen, mehr Kalium und weniger Natrium wäh-rend der Gewichtsreduktion zu sich zu nehmen. Und Brunnen-kresse enthält sehr viel Kalium. Natrium bindet Wasser im Kör-per, während Kalium für die Ausschwemmung sorgt.

Cayenne: Ich empfehle, ein klein wenig Cayenne direkt in den Entsafter zu geben, am Anfang höchstens einen halben Teelöffel, um die Blutzirkulation anzuregen. Cayenne ist gut für das Herz und den Blutdruck, bei Asthma und Erkrankungen der oberen Atemwege und fördert Energie und Ausdauer. Sie können es ge-meinsam mit rohem Knoblauch (eine oder zwei Zehen) zur Sen-kung eines hohen Blutdrucks verwenden.

Echinacea (Sonnenhut): Echinacea ist ein wirkungsvolles Ent-giftungsmittel, und ich empfehle, einen Tee daraus zuzubereiten (indem Sie es in Wasser für acht bis zehn Minuten sieden). Geben Sie diesen Tee dann zu Ihrem Saft, und mixen Sie das Ganze sorg-fältig. Kaufen Sie Echinacea im Naturkostladen, und achten Sie auf die Dosierung. Es ist eines der besten Mittel, um das Lymph-system zu reinigen; außerdem wurden bei der Behandlung dege-nerativer Krankheiten sehr gute Resultate damit erzielt.

Endivie: Es ist zwar ein bitteres Gemüse, unterstützt jedoch den Gewichtsverlust. Waschen Sie Endivie bitte immer sorgfältig.

Kapuzinerkresseblüten: Verwenden Sie diese Grünpflanze in Salaten.

Kohl: Kohlsaft ist hervorragend für den Magen. Er enthält Natrium, das »Element für die Jugend« sowie das Muskel bildende Element Kalium. Ein Arzt namens Cheney von der Universität von Stanford heilte Magengeschwüre, indem er mit Kohlsaft behandelte. Verwenden Sie rohen Kohl in Salaten. Eine Tasse Kohl enthält fast ebenso viel Vitamin C wie eine halbe Orange.

Koriander: Dieses wunderbare Gewürz verbessert den Geschmack von Suppen, Salaten, Fleisch, Fisch und Geflügel. Es stärkt das Herz und belebt das Verdauungssystem. Geben Sie eine Hand voll frischen Koriander in Ihren grünen Saft für eine Extraportion Energie.

Löwenzahn: Verwenden Sie Blätter und Wurzeln für die Reinigung von Nieren, Leber und Gallenblase, außerdem ist Löwenzahn ebenfalls gut für den Darm, die Milz und die Bauchspeicheldrüse. Er ist leicht harntreibend und hat eine positive Wirkung bei Blutarmut, Diabetes, Hypoglykämie (krankhaftes Absinken des Blutzuckerspiegels), niedrigem Blutdruck und Hautproblemen. Er enthält viel Kalzium, Mangan, Chlor, Kalium und Eisen.

Malve: Diese Wildpflanze ist in den USA und auch sonst in der Welt sehr bekannt. Ein Pfund frisch gepflückte Malve enthält 50 000 Einheiten natürlichen Vitamins A, das für die Beseitigung von Infektionen sehr wichtig ist. Malve ist äußerst wohlschmeckend in Salaten und kann wie Spinat gedämpft werden. Reinigen Sie die Blätter zuerst, indem Sie einen Teelöffel Chlorbleiche in ca. 5 Liter Wasser geben und sie fünf Minuten einweichen. Anschließend sorgfältig abwaschen.

Mangold: Mit dem Spinat verwandt, ist dieses Vitamin-C-reiche Gemüse etwas angenehmer zu essen als seine Familienmitglieder. Mangold enthält ebenfalls Oxalsäure.

Pak Choy: Dieser chinesische Kohl enthält viel Schwefel, Eisen und Kalium. Schwefel reinigt und aktiviert den Körper und wird von den Proteinen benötigt.

Petersilie: Aus Petersilie lässt sich ein hervorragender Chlorophyllsaft für die Nieren herstellen. Sie können ihn auch trocknen, um später Tee daraus zu kochen. Verwenden Sie Petersilie regelmäßig in Suppen und Brühen. Sie enthält mehr Eisen als alle anderen Kräuter. Ebenfalls enthalten ist Vitamin A, ein natürliches Anti-Karzinogen, und Chlorophyll, das beste Reinigungsmittel der Natur. Petersilie ist häufig den ganzen Winter auf dem Markt erhältlich. Geben Sie ruhig eine großzügige Portion in Ihre grünen Säfte.

Petersilie hilft bei Nieren- und Gallensteinen, reinigt die Leber, unterstützt das Herz und belebt die Blutgefäße. Einige Patienten sagen, ihre Arthritis hätte sich dadurch verbessert (sämtliche grünen Kräuter und Blattgemüse verringern Arthritissymptome mehr oder weniger). Petersilie gehört zu den wenigen Kräutern, die Zwiebel- oder Knoblauchatem neutralisieren.

Pfefferminze, Grüne Minze, Minze: Diese Kräuter enthalten sehr viel Chlorophyll und sind ideal für die Milderung bitterer Getränke. Des Weiteren eignen sie sich hervorragend als Mittel gegen Gasbildung im Verdauungstrakt und zur Schmierung der Innenwände des Darms.

Rosenkohl: Dieses Mitglied der Familie des Kohls enthält ebenfalls viel Schwefel. Bei vielen Menschen wirkt Rosenkohl blähend, wenn man ihn als rohen Saft zu sich nimmt, seien Sie also vorsichtig!

Rübenblätter: Rübenblätter enthalten Kalium, Magnesium, Jod und Eisen und liefern damit dem Körper eine Menge Mineralstoffe. Waschen Sie sie sorgfältig, und verwenden Sie auch die Stiele, sofern sie weich sind. Ihr Saft ist sehr gesund für die Leber und Gallenblase. Ein halbes Glas pro Tag unterstützt auch die Darmbewegung.

Salbei: Ein sehr wirksames Mitglied der Familie der Kräuter, auf das ich meine Patienten immer bei unseren morgendlichen Spaziergängen auf meiner Gesundheitsfarm hingewiesen habe. Ich habe sie gebeten, ihn zu pflücken, zwischen den Fingern zu zerreiben und daran zu schnuppern. Salbei öffnet Ihre Augen und Nebenhöhlen und weckt die Lebensgeister.

Ein wenig Salbei im grünen Saft verringert die Sekretion der Schleimhäute, hilft bei Verdauungs- und Darmbeschwerden, vermindert Nervosität und nächtliche Schweißausbrüche. Außerdem vertreibt es Darmparasiten, mildert morgendliche Übelkeit und Brechreiz und hilft bei Hautproblemen. Man sollte jedoch im Gedächtnis behalten, dass Salbei auch dafür bekannt ist, bei manchen Menschen den Sexualtrieb zu mindern.

Schnittlauch: Schnittlauch enthält viel Kalium, Kalzium und Schwefel und ist gut geeignet für die Befreiung von Katarrhen.

Selleriegrün: Selleriegrün sollte inklusive Stängel zu Saft verarbeitet werden. Das Kalium in den grünen Spitzen gleicht den hohen Natriumgehalt des Stängels aus. Verwendet man nur den Stängel, entsteht eine zu hohe Natriumkonzentration, was zur Folge hat, dass zu viel Wasser im Körper gebunden wird. Eine Kaliumüberdosierung kann ebenfalls zu Problemen führen, jedoch ist dies äußerst unwahrscheinlich, da unser Kaliumbedarf von Natur aus schon sehr hoch ist. Kalium versorgt insbesondere die Muskelstruktur, die 80 Prozent der festen Bestandteile des menschlichen Körpers ausmacht.

Spinat: Geben Sie ein wenig in rohen Saft, jedoch bitte nicht zu viel, da er Oxalsäure enthält, die die Kalziumabsorption im Körper hemmt. Mangold und Rübenblätter enthalten diese Säure ebenfalls, genauso wie Schokolade. In Anbetracht der Vielfalt grüner Gemüse im Garten sollte Spinat etwa einmal pro Woche gegessen oder als Saft getrunken werden.

Thymian: Dieses beliebte Küchengewürz gibt nicht nur Speisen einen guten Geschmack, sondern ist auch ein starkes Stimulans für die Befreiung von Katarrhen aus dem oberen Atemwegsystem und ein gutes Mittel gegen Kopfschmerzen. Es lindert Asthmabeschwerden, Heuschnupfen, unterstützt die Verdauung, verringert Unwohlsein bei Erkältungskrankheiten und rauem Hals und kann zur Vermeidung von Nierensteinen betragen.

Weizengras: Einer der besten Gesundheitslieferanten, die ich kenne. Weizengras enthält viel Indol, das laut der National Academy of Sciences zur Verhinderung von Krebskrankheiten beiträgt. Es enthält ein Enzym (P4D1), das die Reparatur der durch chemische Stoffe beschädigten DNA anregt. Außerdem enthält Weizengras das Enzym Superoxiddismutase (SOD), das die schädlichsten freien Radikale neutralisiert und vor Krebs schützt. Ebenso in hohem Maße ist ein weiteres Enzym in Weizengras enthalten: Katalase, das schädliche Wasserstoffperoxide im Körper bekämpft und vor schädigenden Zellen schützt. Insgesamt enthält Weizengras mehr als zwanzig verschiedene Enzyme. Neben Provitamin A, Chlorophyll, Kalium und Magnesium finden sich zahlreiche Mineralstoffe und Vitamine in ebenfalls hoher Konzentration im Weizengras. Laut V. E. Irons (ein früher Verfechter der These, dass eine radikale Entgiftung vor Krankheiten schützt beziehungsweise sie heilen kann) sind die Vitamine D und B_{12} die einzigen, die nicht in Weizengras enthalten sind.

Frische Kräuter sind nicht so kräftig wie getrocknete, pulverisierte Kräuter oder Kräutertees, Absude oder Extrakte (in Alkohol gelöste Kräuteressenzen). Sie sind – wie andere lebende Nährstoffe – vollwertige, reine und natürliche Lebensmittel. In ihrem frischen Saft addiert sich die Heilwirkung, die sich ausschließlich in Kräutern findet.

Zitronengras, grüne Minze oder Pfefferminze geben Ihren grünen Säften einen ganz speziellen Geschmack. Eine weitere Alternative ist Süßholz, das Sie unter Ihren grünen, mit natürlichem Ananassaft gesüßten Saft geben können.

Kräuter gibt es heutzutage frisch nicht nur auf dem Markt, sondern sogar in Supermärkten (je nach Saison). Dazu gehören Koriander, Petersilie, Zitronengras, Estragon, Minze, Salbei, Majoran, Rosmarin, Oregano, Thymian, Basilikum, Anis, Knoblauch und Schnittlauch. Einige dieser Kräuter werden vorwiegend in der Küche verwendet, andere als Heilkräuter.

Diese Liste ist bei weitem nicht vollständig, doch sie kann Sie daran erinnern, dass einige der wertvollsten Nahrungsmittel direkt in unserem eigenen Garten wachsen. Sollten Sie sie noch nicht verwenden, hoffe ich, dass Sie nun damit beginnen.

Das Beste vom Tisch der Natur für Ihre Gesundheit

Ich bin der Ansicht, dass wir Säfte entsprechend der Erntezeit verzehren sollten, so wie wir das bei Obst und Gemüse auch tun. Dennoch gibt es Ausnahmen. Wenn Sie beispielsweise in einer Gegend mit sehr strengen Wintern leben, wo auf Grund von Eis und Schnee kein Anbau von Obst und Gemüse möglich ist, können Sie selbstverständlich verwenden, was Sie in den Lebensmittelgeschäften finden, oder getrocknetes Obst, das Sie über Nacht in Wasser einweichen. Sie sollten aber unbedingt auf so viel Abwechslung wie möglich achten, so, wie es die Natur vorgesehen hat. Bitte trinken Sie nicht jeden Tag denselben Saft oder dieselbe Kombination.

Nur wenn wir uns abwechslungsreich ernähren, bekommt unser Körper tatsächlich alle chemischen Elemente und Nährstoffe, die er benötigt.

Da Vitamin B_{12} für den Menschen lebensnotwendig, in Obst und in Gemüsen jedoch nicht enthalten ist, rate ich Ihnen, jeden Tag Ihrem Saft ein paar Gramm Chlorella unterzumischen. Chlorella ist eine essbare Alge voller Nährstoffe. Sie enthält viel Vitamin B_{12} und Kernfaktoren, die uns helfen, jung zu bleiben, sowie einen »Wachstumsfaktor«, der den Heilungsprozess unterstützt. Chlorella können Sie in den meisten Naturkostläden kaufen.

Gemüse hält länger als Obst vor, da es weniger Zucker und Flüssigkeit besitzt. Aus demselben Grund werden viele der weichen Früchte – sofern sie ganz reif sind – ebenso schnell und einfach verdaut wie Fruchtsäfte. Weiche Früchte zu Saft zu verarbeiten, ist recht schwierig, da das weiche Fruchtfleisch häufig den Entsafter verstopft. Deshalb sollten Sie einige weiche Früchte, wie zum Beispiel Pfirsiche oder Aprikosen, lieber im Mixer zerkleinern und zu »Nektar« verarbeiten.

Sämtliche Säfte sollten innerhalb von sechs Stunden nach ihrer Zubereitung getrunken werden, besser noch innerhalb einer Stunde.

Mein Nahrungsmittelführer

Auf den nächsten Seiten finden Sie meinen Nahrungsmittelführer (Tabelle 4), der Ihnen bei der Auswahl des Obstes und Gemüses helfen soll. Diese Tabelle umfasst die Nahrungsmittel in alphabetischer Reihenfolge, benennt ihren Typus, die vorherrschenden chemischen Elemente, zeigt Ihnen auf, wie Sie sie als Verdauungshilfe am besten einsetzen und welche Heilkraft und Wirkungen in ihnen stecken.

Diese Tabelle wird Ihnen bei der Auswahl des Lebensmittels helfen, das Sie zur Vorbeugung, Verbesserung des Allgemeinbefindens oder zur Beseitigung von gesundheitlichen Beschwerden benötigen. Ich hoffe, die Informationen dieser Tabelle, die sich als wertvolles Instrument meiner jahrelangen Arbeit erwiesen hat, helfen auch Ihnen weiter.

Tabelle 4:

Mein Nahrungsmittelführer: Von Apfel bis Ziegenmilch

Nahrungsmittel und Typus	Vorherrschende Elemente	Als Verdauungshilfe zu verwenden	Heilkraft und Wirkungen
Apfel *Kohlehydrate*	Kalium, Phosphor, Magnesium	Einzeln; in Salaten oder zusammen mit Proteinen essen; als Saft oder zum Mischen	Schale für Tee; gut für Nieren/Harntrakt; reich an Ballaststoffen; gut für Darm- und Leberregulation
Ananas *Kohlehydrate*	Kalium, Kalzium, Magnesium	Allein; mit anderen Früchten oder Proteinen; als Saft oder zum Mischen	Gegen rauen Hals; bei katarrhalischen Erkrankungen; gut zur Blutbildung; unterstützt Verdauung
Aprikose *Kohlehydrate*	Kalium, Kalzium, Eisen	Nur frisch oder getrocknet (ungeschwefelt) essen; einzeln oder in Salat; als Saft oder zum Mischen	Gut bei Blutarmut, Verstopfung und katarrhalischen Erkrankungen
Artischocke *Kohlehydrate*	Kalium, Phosphor, Kalzium	Dünsten und als kaltes oder warmes Gemüse essen	Gut für weiche Körperorgane; gut für allgemeinen Aufbau von Körper und Immunsystem
Aubergine *Kohlehydrate*	Kalium, Phosphor, Kalzium	In Verbindung mit stärke- oder proteinhaltigen Speisen als Gemüse essen; backen oder füllen; als Saft oder zum Mischen	Gut als Darmfüllmittel und zur Mineralisation

Nahrungsmittel und Typus	Vorherrschende Elemente	Als Verdauungshilfe zu verwenden	Heilkraft und Wirkungen
Avocado *Kohlehydrate, Fett*	Kalium, Magnesium, Eisen	Einzeln oder in Salaten und Suppen; als Gemüsedip oder Sandwich-Füllung; zum Mischen in Säften und Dressings	Gut für Aufbau; gut bei Koliken und Magengeschwüren; als natürliches Öl und Darmfüllstoff; leicht abführend; gut für Mineralisation
Banane *Kohlehydrate*	Kalium, Magnesium, Phosphor	Einzeln oder in Salaten; stärkereich; reif essen oder in Säften; oder gebacken	Gut für Gewichtszunahme; natürlicher Füllstoff bei Darmbeschwerden wie Koliken, Geschwüren oder Diarrhö; geringer Fettgehalt
Barsch *Protein*	Kalium, Phosphor, Natrium	Kochen, backen oder dünsten	Gehirn- und Nervennahrung; Kraftpaket für Nerven und Drüsen
Birne *Kohlehydrate*	Kalium, Phosphor, Magnesium	Allein; in Fruchtsalat oder in Verbindung mit Proteinmahlzeit; als Saft	Gut für Mineralisation; Regulierung des Verdauungstraktes
Blaubeere *Kohlehydrate*	Kalium, Kalzium, Phosphor	Allein oder gemeinsam mit anderen Früchten und Proteinen; als Saft	Blutreinigung
Blumenkohl *Kohlehydrate*	Kalium, Phosphor, Kalzium	Dünsten	Gut für Mineralisation

Nahrungsmittel und Typus	Vorherrschende Elemente	Als Verdauungshilfe zu verwenden	Heilkraft und Wirkungen
Bohne (Lima-) *Kohlehydrate, Protein*	Kalium, Phosphor, Natrium	Dünsten oder gemeinsam mit Gemüse/Protein; gekocht und als Saft in vielen Kombinationen	Gut für die Reinigung des Verdauungstraktes; püriert bei Magengeschwüren; gut für Muskelaufbau
Bohne (Stangen-) *Kohlehydrate, Protein*	Kalium, Kalzium, Phosphor	Gedünstet oder als Saft	Gut für Mineralisation
Brokkoli *Kohlehydrate*	Kalium, Kalzium, Phosphor	Gedünstet, als Saft oder zum Mischen	Gut für Mineralisation
Brunnenkresse *Kohlehydrate*	Kalium, Kalzium, Phosphor	Als Bestandteil im Salat essen; gut für Gewichtsreduktion; als Saft oder zum Mischen	Gut für Mineralisation
Brombeere *Kohlehydrate*	Kalium, Kalzium, Magnesium	Allein oder gemeinsam mit anderen Früchten oder Protein; als Saft	Gut für Blutaufbau; bei Diarrhö und Blutarmut
Brot, Vollkorn- *Kohlehydrate, Protein*	Natrium, Kalium, Phosphor	Einmal täglich gemeinsam mit rohem Gemüsesaft bzw. Salaten verzehren	Gut für Zähne, Muskeln und Knochen; gut bei Blutarmut
Butter (Kuhmilch-) *Fett*	Kalium, Kalzium, Phosphor	Sparsam auf Toast oder mit Gemüse verwenden; Süßrahmbutter verzehren	Unterstützt Vitamin A; gut für die Augen; das am leichtesten verdauliche Fett

Nahrungsmittel und Typus	Vorherrschende Elemente	Als Verdauungshilfe zu verwenden	Heilkraft und Wirkungen
Buttermilch *Protein*	Kalium, Magnesium, Kalzium	Gemeinsam mit Zitrusfrüchten verzehren; Säfte können dazugegeben werden	Gut bei Diarrhö; normalisiert Gasbildung und Säureüberschuss
Chinakohl *Kohlehydrate*	Kalium, Kalzium, Phosphor	Roh im Salat oder als Alternative zum Weißkohl	Gut für Mineralisation
Dattel, getrocknet *Kohlehydrate*	Kalium, Phosphor, Natrium	Allein oder mit säuerlichen Früchten oder Gemüsen; statt Süßigkeiten essen; zum Süßen verwenden	Gutes natürliches Süßungsmittel
Dattelpflaume *Kohlehydrate*	Kalium, Kalzium, Phosphor	Mit anderen Früchten, Proteinen oder allein essen; als Saft oder zum Mischen	Gut für Mineralisation und gegen Verstimmung im Verdauungstrakt
Eigelb, roh *Protein*	Phosphor, Kalium, Natrium	Niemals braten, sondern langsam kochen; mit grünen Gemüsen, Grapefruit oder Obst servieren; als Chinesische Eierstichsuppe essen; roh oder weich gekocht als Zusatz zu jeder Art Saft	Hervorragend für Kinder geeignet; Nahrung für Gehirn, Nerven und Drüsen
Endivie *Kohlehydrate*	Kalium, Kalzium, Phosphor	Als Saft, gemischt mit Möhrensaft	Gut für Mineralisation

Nahrungsmittel und Typus	Vorherrschende Elemente	Als Verdauungshilfe zu verwenden	Heilkraft und Wirkungen
Ente *Protein*	Kalium, Phosphor, Natrium	Kochen, schmoren, gemeinsam mit grünen Gemüsen und Grapefruit oder Tomaten servieren	Gewebebildung und -reparatur
Erbse, frisch *Kohlehydrate*	Kalium, Phosphor, Magnesium	Dünsten oder in Brühe; Hülsen in der Brühe mitkochen; zum Mischen	Gut für Mineralisation
Erbse, Kicher- *Protein,* *Kohlehydrate*	Kalium, Phosphor, Kalzium	Als Proteinmahlzeit essen; trockene Erbsen vor dem Kochen einweichen	Gute Quelle für Gemüseprotein
Erdbeere *Kohlehydrate*	Kalium, Kalzium, Phosphor	Frisch (oder gefroren) verwenden; keine anderen Früchte oder Proteine dazu essen; als Saft	Im reifen Zustand neutralisieren Erdbeeren Säuren
Erdnuss *Protein, Fett,* *Kohlehydrate*	Kalium, Phosphor, Magnesium	Mit grünem Blattsalat; am besten roh verzehren	Schwer verdaulich; gute Ballaststoffquelle; Erdnüsse verursachen häufig schwere Allergien
Feige, schwarz *Kohlehydrate*	Kalium, Kalzium, Phosphor	Allein oder mit anderem Obst; statt Süßigkeiten essen; als Saft	Natürliches Abführmittel
Gerste *Kohlehydrate,* *Protein*	Kalium, Phosphor, Kalzium	Stärkehaltig; einzeln oder in Suppen verarbeiten	Gut für Gewichtszunahme; guter Siliziumlieferant

Nahrungsmittel und Typus	Vorherrschende Elemente	Als Verdauungshilfe zu verwenden	Heilkraft und Wirkungen
Granatapfel *Kohlehydrate*	Kalium, Phosphor, Kalzium	Saft auspressen und frisch trinken; zum Mischen	Bei Beschwerden des Harntraktes; Saft mit Molke gut bei Gefäßverengungen in Gehirn und Nerven; reinigt das Blut; Saft gut bei Blasenbeschwerden
Grapefruit, frisch *Kohlehydrate*	Kalium, Phosphor, Magnesium	Allein oder mit anderem Obst und Proteinen essen; als Saft	Zur Gewichtsreduktion; löst Schleim
Grünkohl *Kohlehydrate*	Kalium, Kalzium, Phosphor	Gemeinsam mit Grüngemüsen im Salat und Suppen; als Saft	Härtet Zähne und Knochen; gut für Mineralisation
Gurke *Kohlehydrate*	Kalium, Phosphor, Kalzium	In Salaten in Verbindung mit stärke- oder proteinhaltigen Nahrungsmitteln; Saft gut in Sommergetränken	Kühlt das Blut; gut bei Hautproblemen
Heilbutt, geräuchert *Protein*	Kalium, Chlor, Phosphor	Gemeinsam mit grünen Gemüsen, Grapefruit oder Tomaten essen; dünsten, backen oder kochen	Protein; Quelle für Gehirn- und Nervenfette

Nahrungsmittel und Typus	Vorherrschende Elemente	Als Verdauungshilfe zu verwenden	Heilkraft und Wirkungen
Himbeere *Kohlehydrate*	Kalium, Magnesium, Kalzium	Allein oder mit anderen Früchten und Proteinen; allein oder mit anderen Fruchtsäften mischen	Gut für Mineralisation; neutralisiert Säuren; gut bei Blutarmut
Honig *Kohlehydrate*	Kalium, Kalzium, Natrium	Konzentriertes Süßungsmittel; sparsam verwenden in Verbindung mit stärkehaltigen Nahrungsmitteln und grünen Gemüsen	In Verbindung mit Zwiebeln hervorragender Hustensaft (über Nacht ruhen lassen); Eukalyptushonig gegen Halsschmerzen
Hühnchen *Protein*	Kalium, Phosphor, Natrium	Gemeinsam mit stärkefreien Gemüsen, Tomaten oder Grapefruit verzehren	Gewebeaufbau und -reparatur
Johannisbeere, schwarz *Kohlehydrate*	Kalium, Kalzium, Phosphor	Johannisbeersaft ist sehr erfrischend	Gut zur Blutbildung
Käse (Hütten-), aus Kuhmilch *Protein*	Natrium, Phosphor, Kalium	Als Proteinmahlzeit essen; immer gemeinsam mit Obst oder Gemüse verzehren	Gute Proteinquelle
Käse (Hütten-), aus Ziegenmilch *Protein*	Phosphor, Chlor, Kalzium	Immer gemeinsam mit Obst oder Gemüse verzehren	Hoher Fluoranteil; gut für Knochen, Zähne, Schönheit; insbesondere empfehlenswert für Kinder

Nahrungsmittel und Typus	Vorherrschende Elemente	Als Verdauungshilfe zu verwenden	Heilkraft und Wirkungen
Käse (Roquefort-, Ziege) *Protein*	Natrium, Kalzium, Phosphor	Immer gemeinsam mit Obst oder Gemüse verzehren;	Hoher Fluoranteil; gut für Knochen und Zähne
Käse (Schweizer-, Kuh) *Protein*	Kalzium, Phosphor, Chlor	Immer gemeinsam mit Obst oder Gemüse verzehren	Gut für Körperaufbau
Kartoffel, gebacken *Kohlehydrate*	Kalium, Phosphor, Kalzium	2 Minuten halbgar kochen, Butter auf Schale geben und langsam im Ofen bei niedriger Temperatur backen; Schalen beim Saft mitverwenden;	Stärkequelle; Schalen in Brühe mitkochen; als Breiumschlag verwenden
Kerbel *Kohlehydrate*	Kalium, Phosphor, Magnesium	Mit Salaten, Gemüse, Proteinen, Kohlehydraten; ein wenig Saft zu anderen Säften geben	Gut für Mineralisation
Kirsche (rohe Süß-) *Kohlehydrate*	Kalium, Kalzium, Phosphor, Eisen	Allein oder gemeinsam mit Protein	Bei Blutarmut, Katarrh, chronischen Beschwerden der Gallenblase
Kohlrabi *Kohlehydrate*	Kalium, Phosphor, Kalzium	Schneiden, raspeln oder dünsten; als Saft oder zum Mischen	Gut für Mineralisation
Kokosnuss *Protein, Fett*	Kalium, Phosphor, Magnesium	Milch und Kokosnussfleisch gemeinsam mit frischem Obst oder Gemüse verzehren	Gut für Körperaufbau bzw. Gewichtszunahme; gut für Knochen und Zähne

Nahrungsmittel und Typus	Vorherrschende Elemente	Als Verdauungshilfe zu verwenden	Heilkraft und Wirkungen
Kürbis *Kohlehydrate*	Kalium, Kalzium, Phosphor	Gemeinsam mit Gemüse essen; zum Mischen	Gut für Körperaufbau
Lamm *Protein*	Kalium, Phosphor, Chlor	Backen oder kochen; zusammen mit Grüngemüsen, Tomaten oder Grapefruit essen	Nahrung für Gehirn, Drüsen, Nerven
Lauch, Porree *Kohlehydrate*	Kalium, Kalzium, Phosphor	Mit grünen Gemüsen und Salaten essen; kleine Menge als Saft	Unterstützt Mineralisation; gegen katarrhalische Erkrankungen
Limone *Kohlehydrate*	Kalium, Phosphor, Kalzium	In Getränken oder Salaten in Verbindung mit Proteinmahlzeiten; als Saft	Limonensaft in Molke ist gut für die Kühlung des Blutes
Linsen *Kohlehydrate, Proteine*	Kalium, Kalzium, Phosphor	In Verbindung mit grünem Salat	Gut für Muskelaufbau; bei Magengeschwüren und Koliken püriert essen
Löwenzahnblatt *Kohlehydrate*	Kalium, Kalzium, Phosphor	Mit süßen Gemüsen mischen; roh in Salat oder gedünstet; Blätter mit Knospen oder Blüten sind bitter; als Saft oder zum Mischen mit anderen Grüngemüsen	Reinigt Leber, Gallenblase; gut für Mineralisation
Mais *Kohlehydrate, Protein*	Kalium, Phosphor, Kalzium	Kolben dünsten, gemeinsam mit grünen Gemüsen verzehren	gut für Gehirn-, Knochen- und Muskelaufbau

Nahrungsmittel und Typus	Vorherrschende Elemente	Als Verdauungshilfe zu verwenden	Heilkraft und Wirkungen
Mandel *Kohlehydrate*	Kalium, Phosphor, Magnesium	Mit Gemüse oder Obst servieren; Mandeln, Sellerie, Apfel: eine vollständige Mahlzeit; bereiten Sie ein Mandel-Nuss-Milchgetränk	Muskeln; Gehirn; Nervennahrung; die besten Nüsse, die man essen kann; gute Quelle für Ballaststoffe, kein Cholesterin
Mango *Kohlehydrate*	Kalium, Magnesium, Phosphor	Wie Melone oder in Salaten; wunderbar zum Mischen in Säften	Gut gegen Verstimmung des Verdauungstraktes
Mangold *Kohlehydrate*	Kalium, Natrium, Kalzium	In Stücke schneiden und dünsten; weiche Stücke können roh im Salat gegessen werden; Saft nur gelegentlich	Gut für Mineralisation
Meerrettich *Kohlehydrate*	Kalium, Schwefel, Fluor	Zur Erntezeit essen; Saft sparsam verzehren	Reinigt Gallenblase und Leber; gut für Mineralisation
Milch, Kuh- *Protein*	Kalium, Kalzium, Phosphor	In Verbindung mit Obst; Gemüsesaft zu jeglichen Milchprodukten geben (Joghurt, Kefir usw.)	Proteinlieferant; als Umschlag bei Augenentzündungen
Milch, Ziegen- *Protein*	Kalium, Kalzium, Phosphor	Alternative zu Kuhmilch; Rohmilch verwenden; Mischung aus je zur Hälfte Ziegenmilch und Möhrensaft	Bessere Fluorquelle als Kuhmilch; leichter verdaulich als Kuhmilch

110

Nahrungsmittel und Typus	Vorherrschende Elemente	Als Verdauungshilfe zu verwenden	Heilkraft und Wirkungen
Möhre *Kohlehydrate*	Kalium, Kalzium, Phosphor	Fein geraspelt in Säften, roh oder gedämpft; hoher Anteil an Beta-Karotin; mildester Saft; ideal zum Mischen mit anderen Säften	Gut für Augen, Haare, Nägel, Zähne, Kiefer; zum Fastenbrechen verwenden
Molke *Kohlehydrate*	Kalium, Natrium, Phosphor	Zu Fruchtsäften geben und zu oder zwischen den Mahlzeiten oder allein trinken	Gute Quelle für Mineralsalze; leicht verdaulich; gut für Blutaufbau; liefert dem Verdauungstrakt wichtige Bakterien
Netzmelone *Kohlehydrate*	Kalium, Kalzium, Phosphor	Allein oder in Verbindung mit Proteinen oder als Fruchtsalat; Saft ist möglich	Unterstützt Mineralisation
Okraschote *Kohlehydrate*	Kalium, Kalzium, Phosphor	In Brühe oder Suppen verwenden oder dünsten; enthält viel Natrium; als Saft	Gut bei Magengeschwüren und Beschwerden im Verdauungstrakt; Brühe gut gegen verdorbenen Magen
Olive, reif *Kohlehydrate*	Kalzium, Kalium, Phosphor	Mit Grüngemüsen, Salaten oder Obst essen; als Zusatz in Säften	Gute Nahrung für Nerven und Gehirn; auch als Öl

Nahrungsmittel und Typus	Vorherrschende Elemente	Als Verdauungshilfe zu verwenden	Heilkraft und Wirkungen
Orange *Kohlehydrate*	Kalium, Kalzium, Phosphor	Allein oder mit Nüssen bzw. Proteinmahlzeiten; rohes Eigelb zum Saft hinzufügen	Fördert Säure; löst fest sitzende Katarrhe und Schleim
Papaya *Kohlehydrate*	Kalium, Kalzium, Phosphor	Allein oder in Salaten; hervorragender Saft	Gut für Magen und Verdauungstrakt:- besonders Tee aus den Samen
Pastinake *Kohlehydrate*	Kalium, Phosphor, Kalzium	Würfeln, in Scheiben schneiden, raspeln und dünsten; als Zusatz zu Gemüsesäften	Gut für Mineralisation
Pekannuss *Kohlehydrate, Fett*	Kalium, Phosphor, Magnesium	Mit Grüngemüse oder Obst essen; zum Frühstück über das Obst geben	Protein; in Verbindung mit Äpfeln und Sellerie zur Gewichtserhöhung
Petersilie *Kohlehydrate*	Kalium, Kalzium, Phosphor	Roh mit Salat, Fleisch, Suppen, vegetarischen Gerichten; als Tee und in Gemüsesaft trinken	Gut bei Diabetes; zur Reinigung der Nieren; Kalziumspiegelregulator; gut für Mineralisation
Pfirsich *Kohlehydrate*	Kalium, Phosphor, Kalzium	Allein, in Obstsalat oder in Verbindung mit Proteinmahlzeit; als Saft	Darmregulierung; gut für Mineralisation und für die Blutbildung
Pflaume *Kohlehydrate*	Kalium, Phosphor, Magnesium	Allein, mit anderen Früchten oder Protein; hoher Säuregehalt; als Saft	Abführend; reguliert Darm

Nahrungsmittel und Typus	Vorherrschende Elemente	Als Verdauungshilfe zu verwenden	Heilkraft und Wirkungen
Popcorn *Kohlehydrate*	Phosphor, Kalium, Kalzium	Mit grünen Blattsalaten essen	Als Ballaststoff im Darm
Preiselbeere *Kohlehydrate*	Kalium, Kalzium, Phosphor	Nicht empfehlenswert; zu viel Oxalsäure	Für Umschlag bei Hämorrhoiden; als Saft für Reinigung der Harnwege einsetzen
Pilze *Kohlehydrate*	Kalium, Phosphor, Magnesium	Für den Geschmack von Fleischersatz, Braten und Soßen	Unterstützt Mineralisation
Reis, brauner Natur-*Kohlehydrate*	Phosphor, Kalium, Magnesium	Ohne Salz kochen; dünsten und mit Grüngemüse essen	Gut für Aufbau von Körper, Knochen und Zähnen; gute Schwefelquelle
Rettich *Kohlehydrate*	Kalium, Kalzium, Phosphor	Roh im Salat, mit Grüngemüsen und stärkehaltigen Nahrungsmitteln; ganzer Rettich für den Saft	Gut bei Katarrhen
Rhabarber *Kohlehydrate*	Kalium, Phosphor, Magnesium	Gedünstet oder gebacken in Verbindung mit Proteinmahlzeit oder allein; mit Rosinen und Äpfeln süßen; kein Saft!	Ideal für »Frühjahrsputz« des Verdauungstraktes
Rindfleisch *Protein*	Kalium, Phosphor, Natrium	Kochen oder schmoren; zusammen mit grünen Gemüsen und Tomaten oder Grapefruit verzehren	Gehirn- und Nervennahrung; gut bei Blutarmut

Nahrungsmittel und Typus	Vorherrschende Elemente	Als Verdauungshilfe zu verwenden	Heilkraft und Wirkungen
Roggen, Vollkorn- *Kohlehydrate*	Kalium, Phosphor, Magnesium	Gemeinsam mit rohen Grüngemüsen essen	Gute Siliziumquelle
Rosenkohl *Schwefel*	Kalium, Phosphor, Kalzium	Dünsten oder zum Mischen	Gut für Mineralisation
Rosine *Kohlehydrate*	Kalium, Kalzium, Phosphor	Mit Gemüse, stärkehaltigen Nahrungsmitteln und Proteinen essen; einweichen; auf Müsli oder in Salaten	Sehr süß; gut für körperlichen Aufbau; spendet viel Energie
Rote Bete *Kohlehydrate*	Kalium, Phosphor, Natrium	Dünsten, auch gedämpft raspeln; als Saft	Gut für Blutaufbau in Verbindung mit Brombeersaft; bester Saft bei Gallenblasen- und Leberbeschwerden; abführend
Rübenblatt *Kohlehydrate*	Kalium, Kalzium, Magnesium	Wie Spinat dünsten; Saft (jedoch nur in geringen Mengen)	Gut für Mineralisation
Sahne, (Kuhmilch-) *Fett*	Kalium, Kalzium, Phosphor	Gemeinsam mit Obst oder Gemüse verzehren	Für Gewichtszunahme
Salat, Kopf- *Kohlehydrate*	Kalium, Kalzium, Phosphor	Roh als Salat in Verbindung mit stärkehaltigen Nahrungsmitteln oder Proteinen essen; als Saft	Verlangsamt Verdauung; gut bei Schlaflosigkeit; kann schwere Gasbildung hervorrufen

Nahrungsmittel und Typus	Vorherrschende Elemente	Als Verdauungshilfe zu verwenden	Heilkraft und Wirkungen
Salat, römischer *Kohlehydrate*	Kalium, Phosphor, Kalzium	Als Rohkostsalat in Verbindung mit stärke- oder proteinhaltigen Nahrungsmitteln; als Saft	Gut für Mineralisation
Schnittlauch *Kohlehydrate*	Kalium, Kalzium, Phosphor	In Salaten, zu anderen Gemüsen oder Hüttenkäse	Unterstützt Mineralisation; gegen Katarrhe
Sellerie *Kohlehydrate*	Kalium, Kalzium, Phosphor	Am besten roh oder als Saft; dünsten oder zum Mischen	Gut bei Arthritis, Neuritis, Rheumatismus, Übersäuerung, Bluthochdruck und für die Nerven
Senfblatt *Kohlehydrate*	Kalium, Kalzium, Phosphor	Als Salat oder gedünstet; mit anderen Grüngemüsen mischen; als Saft	Gut für Mineralisation und als Kalziumquelle; gut für Reinigung von Leber und Gallenblase
Sommerkürbis *Kohlehydrate*	Kalium, Phosphor, Magnesium	In Stücke schneiden, am Stück lassen und backen oder dünsten	Gut für Körperaufbau; Darmregulierung
Spargel *Schwefel*	Kalium, Phosphor, Kalzium	Fein schneiden und dünsten; als Saft oder zum Mischen	Gut bei Nieren- oder Blasenbeschwerden
Spinat *Kohlehydrate*	Kalium, Kalzium, Magnesium	Fein schneiden, roh oder gedünstet essen; viel Oxalsäure; als Saft oder zum Mischen	Gut für Mineralisation

Nahrungsmittel und Typus	Vorherrschende Elemente	Als Verdauungshilfe zu verwenden	Heilkraft und Wirkungen
Tomate *Kohlehydrate*	Kalium, Phosphor, Magnesium	Reif nur in Salaten, Brühen und mit Proteinen; verflüssigen; Tomaten aus der Dose sind am besten für die Saftzubereitung	Als Packungen und Umschläge verwenden
Traube *Kohlehydrate*	Kalium, Kalzium, Magnesium	Allein oder mit anderem Obst und Proteinen essen; komplette Frucht zu Saft verarbeiten	Gut zur Blutreinigung; Traubendiät ein- bis zweimal pro Jahr; gut für Reinigung des Verdauungstraktes und bei katarrhalischen Erkrankungen
Walnuss *Protein, Fett*	Kalium, Phosphor, Magnesium	Mit Obst oder Gemüse in Salat verzehren	Schwarze Walnüsse sind die beste Gehirn- und Nervennahrung (Mangan)
Wassermelone *Kohlehydrate*	Kalium, Phosphor, Magnesium	Im Obstsalat, mit Proteinmahlzeiten oder allein; als Saft oder zum Mischen	Für die Nieren; kühlt das Blut; gute Siliziumquelle
Weiße Rübe *Kohlehydrate*	Kalium, Kalzium, Phosphor	Klein schneiden; roh in Salaten oder gedünstet essen; mit anderen Säften mischen ($1/3$ Rübensaft – $2/3$ andere)	Gut für Körperaufbau; hilft bei katarrhalischen Erkrankungen; gut bei Asthma, rauem Hals und bronchialen Beschwerden

Nahrungsmittel und Typus	Vorherrschende Elemente	Als Verdauungshilfe zu verwenden	Heilkraft und Wirkungen
Weißes Rübenblatt *Kohlehydrate*	Kalium, Kalzium, Magnesium	Roh in Salaten und Gemüsesäften verzehren; dünsten mit Blättern; als Saft	Reguliert Kalzium-Blutspiegel
Weißkohl *Kohlehydrate*	Kalium, Kalzium, Phosphor	Kochen, roh als Salat oder als Saft verzehren	Gut für Mineralisation; soll bei Magengeschwüren helfen
Weizen, Vollkorn-*Kohlehydrate*	Phosphor, Kalium, Magnesium	Gut kauen, damit Stärke sich mit Speichel vermischt und damit eine gute Verdauung gewährleistet wird	Gut für Aufbau von Knochen und Zähnen, besonders bei Kindern; fördert gutes Kauen
Wintermelone *Kohlehydrate*	Kalium, Phosphor, Kalzium	Wie andere Melonen essen; mit Beeren füllen; herrlicher Saft	Reinigt das Blut und kühlt
Zitrone *Kohlehydrate*	Kalium, Kalzium, Phosphor	Allein in Getränken oder in Verbindung mit Proteinen essen; anstelle von Essig verwenden; mindert Süße von Traubensaft	Wirkt gegen Katarrhe; bei Fiebererkrankungen und Leberbeschwerden; kühlt das Blut und unterstützt Gewichtsreduktion; wirkt keimtötend
Zucchini *Kohlehydrate*	Kalium, Phosphor, Magnesium	In Stücke schneiden, dünsten oder roh im Salat essen; als Saft	Gut für Mineralisation

Nahrungsmittel und Typus	Vorherrschende Elemente	Als Verdauungshilfe zu verwenden	Heilkraft und Wirkungen
Zwetschge *Kohlehydrate*	Kalium, Phosphor, Kalzium	Kochen, über Nacht ruhen lassen; als Mus, Creme oder in Spalten im Obstsalat	Reguliert Darm; gute Quelle der Nervensalze
Zwiebel, weiß *Kohlehydrate*	Kalium, Phosphor, Kalzium	Gekocht oder roh im Salat	Gut bei allen katarrhalischen, bronchialen und Lungenerkrankungen

Was Vitamine und
Mineralstoffe für Sie tun

Im Laufe der Jahre habe ich einige wundervolle Heilerfolge bei Patienten durch Kostformen, ergänzt durch chiropraktische Anwendungen, Körperübungen, Gewebereinigung, Massage und andere therapeutische Maßnahmen erzielt. Die Heilwirkung der Ernährung hängt jedoch von bestimmten Faktoren ab, die wir uns bewusst machen müssen.

Warum befassen wir uns mit Säften? Weil frisches Obst und Gemüse und ihre Säfte die beste Vitamin-, Mineralstoff- und Spurenelementquelle darstellen, die man sich vorstellen kann! Es ist besser, beispielsweise Selen aus frischen Früchten oder Saft zu beziehen als aus Kapseln oder Tabletten, da die Natur sich gegenseitig in ihrer Wirkung fördernde Nährstoffgruppen zu Einheiten gebündelt hat, die vom menschlichen Körper gut aufgenommen und zusammen, synergetisch, genutzt werden, wenn sie ins Blut gelangen. Der Wissenschaft ist es bislang noch nicht gelungen, diese Kunstfertigkeit der Natur zu kopieren, obwohl gerade in jüngster Zeit einige viel versprechende Schritte dahingehend gemacht worden sind.

Es gibt noch einen weiteren Grund, der für die Zubereitung von Säften und Saftmischungen spricht. Es macht einfach Spaß – und ist reine Motivation! Es ist ein gutes Gefühl, zu wissen, dass man der eigenen wie der Gesundheit der Familie etwas Gutes tut. In vielen Städten gibt es Bauernmärkte oder gesundheitsorientierte Ladenketten, die qualitativ hochwertigere Frischprodukte verkaufen als andere Läden. Sie können auch auf dem Land direkt beim Bio-Bauern einkaufen. Dort bekommen Sie für dasselbe Geld schlicht und einfach mehr Gesundheit.

In diesem Kapitel stelle ich Ihnen die vom National Research Council erarbeiteten Empfehlungen für die tägliche Nährstoffzufuhr vor, die in den USA RDIs (= Reference Daily Intakes) genannt werden, sowie die Nahrungsmittel, die reiche Vitamin- und Mineralstoffquellen darstellen. Da nicht alle Vitamine und Mineralien in Obst und Gemüse vorkommen, schließe ich auch andere Nahrungsmittel mit ein. Insgesamt jedoch sind Vitamine und Mineralstoffe nur ein Teil der rund 40 lebensnotwendigen Nährstoffe, die wir heute kennen. (Diese Zahl kennen wir seit den 1970er Jahren, als die so genannte parenterale Ernährung endgültig erfolgreich angewendet werden konnte, die es einem Menschen ohne funktionstüchtiges Verdauungssystem möglich macht, bei intravenöser Nahrungsaufnahme ein nahezu normales Leben zu führen.) Eine ausgewogene Ernährung ist, wie ich schon im Kapitel *Wie Säfte in die Gesamternährung passen* festgestellt habe, neben den Säften von größter Wichtigkeit für eine gute Gesundheit.

Bevor ich die essenziellen, das heißt lebensnotwendigen, Mineralien und Vitamine genauer beschreibe, die für eine gute Gesundheit wichtig sind, möchte ich noch kurz auf eine Gruppe chemischer Elemente eingehen, die bisher unerwähnt blieb. Die Mehrzahl unserer Nahrungsmittel (Proteine, Kohlehydrate und Fette) sind im Grunde organische Kohlenwasserstoffe, was bedeutet, dass sie aus Wasserstoff, Sauerstoff und Kohlenstoff aufgebaut sind. Proteine, die aus Aminosäuren gebildet werden, enthalten noch Stickstoff. Der Sauerstoff, den wir täglich einatmen, ist zwar ein lebensnotwendiger Nährstoff, jedoch kein Nahrungsmittel. Also werde ich auch nicht darauf eingehen. Kohlenstoff, Sauerstoff und Stickstoff sind lebensnotwendige chemische Elemente, doch sie agieren im menschlichen Körper vorwiegend in Molekulareinheiten und nicht als einzelne chemische Elemente mit spezifischen Aufgaben.

Die essenziellen Vitamine

Die 13 Vitamine, die wir benötigen, sind organische Substanzen, die entweder allein oder als Kofaktoren, Partner, mit anderen aktiven Substanzen, wie zum Beispiel biochemischen Elementen oder Enzymen, eine oder mehrere bestimmte Aufgaben im Körper erfüllen. Der Begriff essenziell, unentbehrlich, der im Zusammenhang mit Vitaminen und Mineralstoffen stets gebraucht wird, bedeutet, dass bei völligem Fehlen eines solchen Elements oder bei zu geringer Zufuhr Krankheitssymptome auftreten können – manchmal sogar mit Todesfolge. Skorbut, ein hochgradiger Mangel an Vitamin C, gilt als Krankheit und hat fatale Folgen, falls er nicht rechtzeitig behandelt wird. Die Behandlung? Frisches Obst, frische Säfte oder ein Vitamin-C-Präparat.

Andere klassische Vitaminmangelkrankheiten sind Beriberi (B_1), Neuritis (B_1), Pellagra (B_3/Niazin), perniziöse Anämie (B_{12}), Rachitis (Vitamin D) und Nachtblindheit (Vitamin A). Vitamin- und Mineralmängel gehen häufig mit zahlreichen Störungen einher, entweder bereiten sie den Nährboden für die Entstehung, oder sie sind das Resultat einer Krankheit.

Ich glaube nicht daran, dass wir riesige Nährstoffmengen durch Ergänzungspräparate aufnehmen sollten, es sei denn nach Anweisung eines Arztes oder Ernährungsspezialisten, der/die über die nötige Sachkenntnis verfügt. Gerüchte von »Superkuren« haben sich als reine Märchen herausgestellt, in denen für extrem wirksame Vitamine geworben wurde. Vielleicht, weil ein Mangel an Vitamin E eine Verminderung des Sexualtriebes verursacht, geistert (irrtümlicherweise) das Gerücht durch die Welt, dass sehr hohe Vitamin-E-Gaben den Sexualtrieb steigern. Ein Mangel an Vitamin C kann für den Ausbruch eines viralen Infekts verantwortlich sein, aber eine übermäßige Dosis Vitamin C – zum Beispiel bis zu 8 Gramm pro Tag – ist sicher nicht die richtige Behandlung dagegen. Ich habe gehört, dass große Mengen an Niazin Arthritis und Schizophrenie heilen können, doch fehlt nach wie vor der entscheidende Beweis dafür. Die empfohlenen Tagesdosen für Vitamine und Mineralstoffe sind nicht besonders hoch. Sie können gerne mehr als die empfohlene Menge zu sich nehmen, doch bitte achten Sie darauf, dass Sie es nicht damit übertreiben, insbesondere, was die fettlöslichen Vitamine betrifft.

Die wasserlöslichen Vitamine

Die wasserlöslichen Vitamine können vermehrt mit dem Urin ausgeschieden werden, wenn man zu viel davon zu sich nimmt. Wenn Sie viel Vitamin C zuführen, ist es empfehlenswert, dies in kleineren Mengen gleichmäßig über den Tag verteilt zu tun, statt sich eine Megadosis zu Beginn des Tages zu verpassen. B-Vitamin-Präparate sollten immer zusammen mit Nahrung aufgenommen werden, während Vitamin C jederzeit eingenommen werden kann.

Die B-Komplex-Vitamine agieren als Koenzyme. Steht das Koenzym nicht zur Verfügung, wird das entsprechende Vitamin B mit dem Urin ausgeschieden. Einige Vitamine, wie zum Beispiel A, D, E und K, sind lediglich in Fett löslich und werden mittels Fettmolekülen an die entsprechenden Stellen im Körper transportiert. Ist zu viel davon im Körper, wird dieser Überschuss in den Fettzellen eingelagert. Die Vitamine A und D entstehen im Körper aus anderen Substanzen. Beide kommen in erster Linie in Fischleberöl vor. Vitamin K kann auch im Darm von Bakterien der Darmflora gebildet werden, wird jedoch auch in ausreichenden Mengen durch die Nahrung aufgenommen. Alle fettlöslichen Vitamine, außer Vitamin K, werden in internationalen Einheiten, IE, angegeben, Vitamin K dagegen in Mikrogramm.

Die B-Komplex-Vitamine und Vitamin C sind wasserlöslich, ebenso die Bioflavonoide, von denen angenommen wird, dass sie die Funktionsweise von Vitamin C unterstützen. Vitamin C und die B-Vitamine werden in Milligramm oder Mikrogramm (B_{12} und Folsäure) angegeben. Wir beginnen mit den wasserlöslichen Vitaminen und sehen uns hier zunächst die Vitamine des B-Komplexes an.

Vitamin B_1 (Thiamin)

Vitamin B_1 kommt im Körper konzentriert in Herz, Leber und Nieren vor und unterstützt hier die Umwandlung von Fetten und Kohlehydraten in Energie, die für die regelmäßige Herztätigkeit und die Arbeit des Nervensystems benötigt wird. Dieses Vitamin verbindet sich mit mindestens vier verschiedenen Enzymen in einer Reihe von Schritten, um die Kohlehydrate aufzuspalten. Exzessiver Alkoholgenuss, Rauchen und ein zu hohes Maß an Zucker baut Thiamin ab und ruft Mangelerscheinungen hervor. Vitamin B ist äußerst hitzeempfindlich. Fehlt dieses Vitamin, verändert sich der Ablauf der einzelnen Schritte der Energieproduktion, stattdessen wird die Bildung giftiger Substanzen ausgelöst. Es wird allgemein angenommen, dass dies den Beginn der Krankheit Beriberi darstellt. Vitamin-B-Mangelerscheinungen zeigen sich in Appetitlosigkeit, Müdigkeit, Depression, Verstopfung und Muskelkrämpfen. Verschlimmern sich die Symptome, führt dies schließlich zu Beriberi. Der Körper ist lediglich in der Lage, einen B_1-Speicher für eine Woche anzulegen, so dass Mangelerscheinungen recht schnell auftreten.

Vitamin B_1 (Thiamin)
Empfohlene Tagesdosis/Erwachsene: 1,5 Milligramm
Beste Nahrungsmittelquellen: Obst, Gemüse, Nüsse und Samen, Hülsenfrüchte, Eigelb sowie Bierhefe.

Vitamin B_2 (Riboflavin)

Riboflavin spielt eine große Rolle im Prozess der Energiegewinnung aus Proteinen, Kohlehydraten und Fetten. Enzyme mit Riboflavin unterstützen die Bildung von Nerven, Blut und Kollagen. Es wird im Muskelgewebe gespeichert und in Zeiten der Unterversorgung genutzt. Dieses Vitamin ist weniger hitzeempfindlich als Thiamin, reagiert jedoch umso lichtempfindlicher, besonders auf ultraviolettes Licht. Zusammen mit dem Enzym Glutathion-Reductase schützt Riboflavin vor Zellschäden, die durch freie Radikale verursacht werden. Dieses Vitamin kann im Körper nur in kleiner Menge gespeichert werden, so dass es schnell zu einem Mangel kommen kann. Riboflavinmangelerscheinungen werden hauptsächlich bei älteren allein stehenden Männern und Menschen mit unausgewogener Ernährung beobachtet, ebenso bei

Menschen, die zu viel Kaffee trinken, Beruhigungsmittel oder so genannte Antazida (also Präparate gegen Übersäuerung) einnehmen und sich vorwiegend von mit Bisulfat konservierten Lebensmitteln ernähren. Symptome von Vitamin-B_2-Mangel sind eingerissene Mundwinkel, eine wunde Zunge, brennende Augen, Müdigkeit, Sehstörungen und bei länger anhaltendem Mangel Anämie. Die Entstehung einiger Krebsarten wurde ebenfalls mit Riboflavinmangel in Zusammenhang gebracht. Nahrungsmittel wie Gemüse, Obst und Getreideprodukte enthalten wenig oder gar kein Riboflavin.

Vitamin B_2 (Riboflavin)
Empfohlene Tagesdosis/Erwachsene: 1,7 Milligramm
Beste Nahrungsmittelquellen: Milch, Leber und andere Innereien, Bierhefe, Eigelb und Fisch.

Vitamin B_3 (Niazin)

Niazin, auch Nikotinsäure genannt, geht mit einigen Koenzymen im Rahmen der Energiegewinnung aus Fetten, Kohlehydraten und Proteinen in sämtlichen Körperzellen Verbindungen ein. Ist es in großen Mengen im Körper vorhanden, vermindert es die Cholesterinbildung in der Leber. Die Wirkungsweise von Niazin wird durch Licht, Hitze, Luftzufuhr, Säuren- oder Baseneinfluss nicht beeinträchtigt, wohl aber von Zuckern, Stärke und einigen Antibiotika. Dieses Vitamin existiert in zwei Varianten – Niazin und Niazinamid –, wobei Letzteres ein zusätzliches Amidmolekül besitzt (NH_4). (Übrigens verursacht nicht Niazinamid das manchmal lästige Rotwerden von Hals und Gesicht, sondern Niazin.)

Neben seiner bekannten Wirkung, der Senkung eines hohen Blutdrucks, lindert Niazin auch in manchen Fällen die Symptome des so genannten Ménière-Syndroms (einer Sekretionsstörung des endolymphatischen Systems). Niazin stimuliert die Produktion von Magensäure. Nimmt man Niazin beim ersten Anzeichen von Migräne zu sich, kann häufig der schlimmste Teil des Anfalls verhindert werden. Bei älteren Menschen kann die Blutzirkulation in den Beinen durch Niazin verbessert werden. Manche Ärzte verschreiben Niazin bei Herzkranzgefäßerkrankungen. Laut den Forschungen von Dr. Richard M. Halpern und Dr. Robert A. Smith am Molecular Biological Institute kann Niazinamid Krebskrankheiten vorbeugen, indem es die gesunden Zellen an ihrer Transformation in bösartige Zellen hindert. Außerdem kann Niazin bei der Gewichtsreduktion hilfreich sein.

Niazinmangel kann sich verheerend auswirken. Im frühen Stadium zeigen sich Erregbarkeit, eine wunde, geschwollene Zunge und ein rauer, roter Hautausschlag. Ausgeprägter Niazinmangel gipfelt in Pellagra, einer Krankheit, deren Name von italienischen Ärzten aus »pelle agra« (rauer Haut) abgeleitet wurde, wobei die raue, schmerzende Haut nur einen Teil dieser Krankheit darstellt. Amerikanische Ärzte bezeichneten in den 1930er Jahren Pellagra als so genannte 3-D-Krankheit – Dermatitis, Diarrhö und Demenz. Häufig treten bei Pellagra Bewusstseinsstörungen, Angst- und Erregungszustände sowie Depressionen auf. Bevor man herausgefunden hatte, dass die Entstehung von Pellagra auf Vitamin-B_3-Mangel beruht, wurden die Patienten üblicherweise in Irrenanstalten verfrachtet.

Bei einer sofortigen Gabe von Niazin in ausreichendem Maße verschwinden die Symptome erstaunlich schnell. Häufig verbessern sich Hautbild, Geisteszustand und Diarrhö bei entsprechender Zufuhr innerhalb von zwei Tagen. Dennoch ist Niazin für eine Behandlung bei Schizophrenie, wie von einigen Ärzten kurz nach seiner Entdeckung proklamiert, nicht geeignet. Eine starke Zufuhr von Niazin stellt jedoch keinesfalls einen Schutz vor Allergien oder eine Heilung allergischer Symptome dar.

Die Hauptursache von beschriebenen Niazinmangelsymptomen liegt in einer zu geringen Aufnahme durch die Nahrung oder an der Gesamternährungssituation in extrem armen Ländern.

Vitamin B$_3$ (Niazin)
Empfohlene Tagesdosis/Erwachsene: 20 Milligramm
Beste Nahrungsmittelquellen: Rindfleisch, Geflügel und Fisch.

Menschen, die diese Nahrungsmittel nicht vertragen, oder Vegetarier sollten Niazin aus anderen Quellen beziehen, wie beispielsweise aus Bierhefe, Linsen, Weizenkeimen, Sojabohnen, Pilzen oder gebackenen Kartoffeln.

Die Mehrzahl der Gemüsesorten enthält etwas Niazin, doch nicht sehr viel. Die Aminosäure Tryptophan kann im Körper zu Niazin umgewandelt werden, sofern man genügend Nahrungsmittel zu sich nimmt, die es enthalten. Tryptophan ist, abgesehen von Fleisch, in Milch, Brokkoli, sämtlichen Hülsenfrüchten, Nüssen, Samen, Braunalgen und der essbaren Alge Spirulina enthalten.

Vitamin B$_5$ (Pantothensäure)

Der Namen »Pantothen« bedeutet so viel wie »von überall her«, was typisch für dieses Vitamin ist. Man findet es in jedem pflanzlichen und tierischen Nahrungsmittel, und es kann von einer gesunden Darmflora selbst hergestellt werden.

Vitamin-B$_5$-Mangelerscheinungen sind nicht bekannt. Vitamin B$_5$ ist Baustein des Koenzyms A und spielt bei nahezu allen Prozessen der Energiegewinnung aus Nahrungsstoffen eine wesentliche Rolle. Es wird zur Cholesterinbildung benötigt und kann stimulierend auf das Immunsystem wirken. Bei rheumatischer Arthritis bewirkt Pantothensäure ein Absinken des Blutspiegels. Außerdem wurde festgestellt, dass Pantothensäure bei Athleten im Wettkampf einen regelrechten Energieschub auslöst und sich damit deren Leistung erhöht. Es ist nicht nötig, die besten Nahrungsquellen dieses Vitamins hier aufzuführen, da es ohnedies fast überall vorkommt. Sämtliche Säfte, die Sie trinken, enthalten Vitamin B$_5$.

Vitamin B$_5$ (Pantothensäure)
Empfohlene Tagesdosis/Erwachsene: 10 Milligramm

Vitamin B$_6$ (Pyridoxin)

Vitamin-B$_6$-Mangel ist der am häufigsten anzutreffende Vitaminmangel, da Vitamin B$_6$ ein sehr leicht zerstörbares Vitamin ist (so wie die Folsäure). Vitamin B$_6$ kommt in denselben Nahrungsmitteln vor, in denen auch die restlichen Mitglieder des Vitamin-B-Komplexes enthalten sind. Im Gegensatz zu den anderen der Gruppe jedoch ist es äußerst empfindlich, was Hitze, Luft und Licht betrifft und geht bei der Verarbeitung und beim Kochen leicht verloren. Dies ist einer der Gründe, weshalb Sie Ihre Säfte sofort nach der Zubereitung trinken sollten.

Pyridoxin (Sammelbegriff für die Vitamin-B_6-Einzelstoffe) ist ein Koenzym, das an über 60 Enzymreaktionen beteiligt ist. Es unterstützt die Bildung von Antikörpern fürs Immunsystem, ist am Stoffwechsel von Aminosäuren beteiligt und setzt Glukose aus der Leber frei, ist am Regenerationsprozess der roten Blutkörperchen und an der Hormonbildung beteiligt. Pyridoxin wird bei der Herstellung von Nukleinsäuren – DNA und RNA – benötigt. Vitamin B_6 mildert die Heftigkeit eines Asthmaanfalls, formt Neurotransmitter und unterstützt die Aufrechterhaltung des Nervensystems. Bei einer Überschreitung der täglichen Empfehlung hat Vitamin B_6 in einigen Fällen zur Linderung des Karpaltunnelsyndroms, einer schmerzhaften Erkrankung im Handwurzelknochenbereich, beigetragen. Trotzdem sollten keinesfalls mehr als 50 Milligramm pro Tag ohne Anweisung eines Arztes oder Ernährungsspezialisten eingenommen werden, da eine überhöhte Zufuhr zu schweren Nervenschäden führen kann.

Vitamin B_6 unterstützt die Aufrechterhaltung des richtigen Verhältnisses zwischen Natrium und Kalium im Organismus und hilft so, den Wasserhaushalt zu regulieren; B_6 ist ein mildes Diuretikum (harntreibendes Mittel). Aus diesem Grund verwenden Schwangere mit Ödemen häufig Vitamin B_6, um die Schwellungen an den Knöcheln und anderswo zu entwässern. Starke Dosen von Vitamin B_6 ohne ein ausreichendes Maß an Zink im Körper können Benommenheit und Taubheit in Händen und Füßen verursachen.

Es gibt keinen Beweis dafür, dass Pyridoxin die Symptome des Prämenstruellen Syndroms lindert, obwohl viele Frauen dies behaupten. Ebenso hilft es nicht unbedingt jedem Patienten mit Karpaltunnelsyndrom.

Vitamin B_6 ist als hilfreich bei Diabetes beschrieben worden.

Es kann Bluthochdruck senken, wirkt sich positiv auf Herz-kranzgefäßerkrankungen aus, verbessert die Hormonreaktion und schützt vor Krebs. Außerdem lindert es morgendliche Übel-keit während der Schwangerschaft, wirkt sich günstig auf man-gelbedingte Hautveränderungen aus, beugt einer Linsentrübung vor, stimuliert die Produktion von Salzsäure für die Verdauung, heilt einige Arten von Muskelschwäche und wird zur Behandlung männlicher Patienten mit Potenzproblemen eingesetzt.

Rund die Hälfte der amerikanischen Bevölkerung nimmt weni-ger als die empfohlenen 2 Milligramm pro Tag zu sich. Die größ-ten Risikogruppen für eine Mangelerscheinung sind ältere Men-schen, Menschen, die eine Schlankheitskur machen, Frauen in der Menopause, die sich einer Hormontherapie unterziehen, Menschen, die fasten, Schwangere oder stillende Mütter und Al-koholiker. Ein chronischer Mangel an Vitamin B_6 begünstigt eine raschere Ablagerung von Cholesterin an den Arterienwänden. Der Körper kann lediglich einen kleinen Vitamin-B_6-Speicher an-legen, so dass wir die empfohlene Tagesdosis tatsächlich täglich zu uns nehmen müssen. Seit den 1950er Jahren wissen Ärzte, dass das Erhitzen von Babynahrung das Vitamin B_6 zerstören und schwerer Vitamin-B_6-Mangel beim Säugling schließlich zu epilep-sieartigen Krämpfen führen kann.

Im frühen Stadium eines Pyridoxinmangels treten ein wunder Mund und eine weiche Zunge auf, ähnlich wie bei Niazinmangel. (Vitamin B_6 ist übrigens an der Synthese von Niazin aus der Ami-nosäure Tryptophan beteiligt.) Übelkeit, Anämie, Nervosität und Krämpfe sind weitere Anzeichen für einen mittleren bis schwe-ren Mangel. Ein niedriger Blutzuckerspiegel bei geringer Gluko-setoleranz ist ein weiteres Symptom. Eingerissene Mundwinkel, Krämpfe in Armen und Beinen, Sehstörungen, Arthritis sowie verstärkter Harndrang kommen ebenfalls hinzu. Ein Mangel an Pyridoxin schädigt das Knochenmark, behindert die Bildung roter Blutkörperchen und führt zu Anämie.

Vitamin B_6 (Pyridoxin)
Empfohlene Tagesdosis/Erwachsene: 2 Milligramm
Beste Nahrungsmittelquellen: Leber, Wild, Geflügel, Bananen, Kartoffeln, roher Blumenkohl und Brokkoli, Holunderbeeren, Mangos, Pflaumen, Wasser- und Kantalupmelonen.

(Die meisten Obst- und Gemüsesorten enthalten wenig Vitamin B_6. Aus diesem Grund rate ich zu einem Nahrungsergänzungspräparat.)

Vitamin B_{12} (Zyanokobalamin)
Dies ist ein weiteres sehr wichtiges Mitglied der B-Komplex-Vitamine, und als einziges Vitamin enthält das Vitamin B_{12} in seinem Molekül ein anorganisches chemisches Element, das Spurenelement Kobalt, das somit als essenziell gilt.

Vitamin B_{12} ist wie die Folsäure an der Produktion von Nukleinsäuren und der Zellreproduktion beteiligt. Vitamin B_{12} wird für die Bildung roter Blutkörperchen benötigt, für den Stoffwechsel von Proteinen, Fetten und Kohlehydraten, für das Wachstum von Nervenzellen sowie für die Bildung der schützenden Nervenhüllen bzw. -scheiden. Vitamin B_{12} initiiert den Reifeprozess roter Blutzellen bis zu einem bestimmten Punkt, an dem Eisen, Vitamin C, Folsäure und Aminosäuren ihn zu Ende führen, so dass gesunde, vollständige Blutkörperchen mit einer ausreichenden Zahl an Hämoglobinmolekülen entstehen. Dieses Vitamin hat so viele Aufgaben und Funktionen, dass ein Mangel – über welchen Zeitraum und in welchem Ausmaß auch immer, selbst über einen Zeitraum von lediglich einem oder zwei Tagen – eine Vielzahl an Strukturen und Funktionen schädigt, vom Zellstatus angefangen bis hin zu Organen, Drüsen und Geweben.

Die Mangelsymptome sind eine wunde Zunge, Müdigkeit, Gewichtsverlust, Rückenschmerzen, Kribbeln in Händen und Füßen, Wundgefühl und Schwächegefühl in Armen und Beinen, Orientierungsstörungen, Gedächtnisverlust, Stammeln, unsicherer Gang, Störung des Schmerzempfindens, Nervosität, Taubheit, deutlicher Körpergeruch, Hitze- und Kälteschübe, Unregelmäßigkeiten im Menstruationszyklus sowie psychotische Symptome. Ein Mangel kann durchaus über fünf bis zehn Jahre unentdeckt bleiben.

In vielen Fällen ist Vitamin-B_{12}-Mangel sehr gefährlich. Die perniziöse Anämie (eine schwere Form von Blutarmut, bei der es zu einer Veränderung der roten Blutkörperchen kommt und zusätzlich deren Gesamtzahl verringert wird) ist das bekannteste Krankheitsbild des Vitamin-B_{12}-Mangels, doch es existiert ein noch wesentlich gefährlicheres Krankheitsbild. Chronischer Vitamin-B_{12}-Mangel kann langsam zu einer tödlichen Lähmung auf Grund von Nervenschäden führen, ebenso kann sich eine Vielzahl an Symptomen mentaler Krankheitsbilder zeigen. Schätzungsweise zehn Prozent der älteren Bevölkerung leiden an Vitamin-B_{12}-Mangel, was irrtümlicherweise als Anzeichen des fortschreitenden Alterungsprozesses interpretiert wird. Mangelerscheinungen treten häufig auf, wenn dieses Vitamin vom Blut nicht aufgenommen wird, was auf einen Mangel am so genannten »Intrinsic-Faktor«, einem Mukoprotein, das in der Magenschleimhaut gebildet wird, zurückzuführen ist. Vitamin B_{12} muss zur Resorption mit Kalzium kombiniert werden, danach wird es an Serumglobuline im Blutstrom gebunden und an die Stellen transportiert, wo es benötigt wird. Die höchsten Konzentrationen von B_{12} im menschlichen Körper finden sich in der Leber, den Nieren, im Herz, der Bauchspeicheldrüse, den Hoden, im Gehirn und im Knochenmark.

Vitamin B_{12} wird auch nachgesagt, dass es den Stoffwechsel stimuliert. Es unterstützt die Herstellung von Cholin, hilft Beta-Karotin in Vitamin A umzuwandeln, beruhigt die Nerven und schützt gegen Sulfite, die Salze der schwefligen Säure. Ebenfalls soll Vitamin B_{12} vor bestimmten Krebskrankheiten schützen. Menschen mit rheumatischer Arthritis, Bursitis (Schleimbeutelentzündung), Osteoarthritis und Osteoporose hilft die Einnahme von B_{12} ebenfalls.

Abführmittel entziehen dem Körper Vitamin B_{12}. Strenge Vegetarier, die so genannten Veganer, und Menschen, die sich makrobiotisch ernähren, haben ein besonders hohes Risiko, an Vitamin-B_{12}-Mangelsymptomen zu erkranken, da Vitamin B_{12} lediglich in Nahrungsmitteln tierischen Ursprungs und in einigen Milchprodukten enthalten ist.

Die einzige Ausnahme bilden minimale Mengen von B_{12}, die mit dem Tierdung in den Boden gelangen und damit als Spuren in Obst und Gemüse auftauchen können. Vitamin B_{12} wird beim Kochen in Wasser mit zu hohem Säure- oder Basengehalt zerstört. Menschen, denen der oben genannte »Intrinsic-Faktor« fehlt, können Vitamin B_{12} nicht aufnehmen und müssen es deshalb über eine intramuskuläre Injektion verabreicht bekommen. In den 1940er und 1950er Jahren begannen die Ärzte diese B_{12}-Injektionen Menschen zu verabreichen, die sich extrem erschöpft,

müde und ausgelaugt fühlten (vielleicht waren diese Symptome
der Vorläufer dessen, was wir heute als »Chronisches Müdig-
keitssyndrom« bezeichnen). Diesen Menschen verlieh die Vita-
minspritze einen regelrechten Energieschub.

Vitamin B$_{12}$ (Zyanokobalamin)
Empfohlene Tagesdosis/Erwachsene: 6 Mikrogramm
Beste Nahrungsmittelquellen: Leber, Nieren, Eier, Milch, Fisch
und Meeresfrüchte, Fleisch, Geflügel. (Anmerkung: Bierhefe ist
kein Vitamin B$_{12}$-Lieferant.)

Pflanzliche Alternativen gibt es leider nicht. Die einzige Gemüse-
art, die B$_{12}$ enthält, ist die essbare Alge Chlorella, die in Naturkostläden als Pulver oder in Tablettenform erhältlich ist. Einige
Studien haben jedoch gezeigt, dass das in Algen vorkommende
Vitamin B$_{12}$ nicht vom menschlichen Verdauungssystem resorbiert und umgewandelt werden kann.

Biotin
Biotin gehört ebenfalls zur Familie des B-Komplexes und wurde
jahrelang vernachlässigt, da sich Ärzte nicht sicher waren, welche Folgen ein Mangel dieses Vitamins haben könnte. Als jedoch
bei der künstlichen Ernährung von Patienten in den 1970er Jahren Symptome auftraten, die den von anderen Vitaminen des B-
Komplexes verursachten Mangelsyndromen ähnelten, befassten
sich die Ärzte näher mit diesem Problem. Die Patienten waren le-
thargisch, äußerst deprimiert und litten unter Haarausfall. Die
Symptome wurden schließlich als Biotinmangel identifiziert.

Es gibt zwei interessante Gründe dafür, warum Menschen – einschließlich Kinder – nur sehr selten Biotinmangel erleiden. Der eine Grund ist, dass Biotin praktischerweise in den üblichen Vitamin-B-reichen Nahrungsmitteln vorkommt und dass es nicht besonders empfindlich auf Luft, Hitze, Säuren und Basen oder die üblichen Zubereitungsmethoden reagiert. Der zweite Grund ist, dass die »guten Bakterien« unseres Darms Biotin selbst herstellen können. Um einen Biotinmangel zu erleiden, müsste man schon über eine sehr lange Zeit sehr übermäßige Mengen Antibiotika zu sich nehmen, um diese Bakterien abzutöten. Außerdem müsste man sehr konsequent allen Nahrungsmitteln aus dem Weg gehen, die in der Summe weniger als 300 Mikrogramm täglich liefern. Rohes Eiweiß enthält Avidin, eine Substanz, die die Assimilierung von Biotin verhindert. Insofern stellen die größte Risikogruppe für Biotinmangel Hochleistungssportler und Bodybuilder dar, die extrem proteinhaltige Getränke mit rohen Eiern zu sich nehmen.

Dieses interessante Vitamin kooperiert mit einem Enzym zur Bildung von Fettsäuren, es synthetisiert Nukleinsäuren, produziert Protein und besänftigt Hautirritationen. Es unterstützt die Funktion der Fettdrüsen in der Haut, schützt die Nerven, das Knochenmark und die Hormondrüsen und hilft dem Körper bei der Verwendung von Pantothen- und Folsäure. Es oxidiert Fettsäuren und wandelt Glukose in Energie um. Niazin kann ohne Biotin nicht synthetisiert werden.

Ein Mangel an Biotin löst, sofern er überhaupt entstehen sollte, Haarausfall und Hautirritationen aus. Dennoch funktioniert es nicht, eine Extraportion Biotin zuzuführen, um Haarausfall bei Männern oder Hautirritationen, die nicht durch Biotinmangel entstanden sind, entgegenzuwirken.

Biotin
Empfohlene Tagesdosis/Erwachsene: 300 Mikrogramm
Beste Nahrungsmittelquellen: Bierhefe, Leber, Gelée Royale,
Vollkorngetreide, Nüsse, Samen, Pilze, Eigelb, Hülsenfrüchte und
Blumenkohl.

Folsäure (Vitamin B$_c$)

Folsäure ist ein weiteres Mitglied der Familie der B-Komplexe,
das keinen »B-Namen« mit einer Nummer trägt. Der Name Folsäure wurde von dem lateinischen Wort »folium« für Blatt abgeleitet, was mit ihrem Vorkommen in vorwiegend grünen Pflan-
zenblättern zusammenhängt. Sie unterstützt die Bildung von
Nukleinsäuren und ist neben zahlreichen anderen Aufgaben von
großer Bedeutung für die rasche Reproduktion von Zellen. Folsäure besitzt die interessante Fähigkeit, B$_{12}$-Mangel zu »ver-
schleiern«, wobei das Blut zwar normale Werte aufweist, die
Nerven jedoch langsam quasi verhungern. Dies ist ein Prozess,
der zwangsläufig (nach jahrelangem Mangel) mit Lähmung und
schließlich mit dem Tod endet, sofern der Mangel nicht rechtzeitig aufgedeckt wird. Hinweise für diesen Prozess sind Neuritis,
extreme Nervosität sowie zunehmende mentale Probleme, die
mit Erregbarkeit, mangelndem Erinnerungsvermögen und unge-
wöhnlich langsamem Denken und Begreifen beginnen.

Folsäure ist wichtig für den Proteinstoffwechsel und besonders für die Bildung von Hämprotein für die Hämoglobinmo-
leküle.

Ein Mangel an B$_{12}$ oder Folsäure verursacht Blutarmut, selbst
wenn sich ausreichend Eisen im Blut befindet. Folsäure wird wie

das Vitamin B_{12} in der Leber gespeichert. Es wird für die Aufrechterhaltung einer normalen Gehirnfunktion benötigt, und aus diesem Grund wird eine große Menge im Rückenmark gespeichert. Folsäure ist für die mentale und emotionale Gesundheit des Menschen verantwortlich, außerdem beeinflusst sie den Appetit und die Bildung von Magensäure.

Folsäuremangel bei Schwangeren kann zu Neuralrohrdefekten beim Fötus führen. Der Fötus im Mutterleib benötigt für eine gesunde Entwicklung der Nerven und des Gehirns ausreichend Folsäure. Ist eine ausreichende Versorgung nicht gewährleistet, können Gehirnschäden, Spina bifida (ein Offenbleiben des Wirbelkanals), Gaumenspalte, Lernbehinderungen und andere Behinderungen entstehen. Ärzte empfehlen, dass Frauen bereits sechs Wochen vor der Empfängnis auf eine ausreichende Menge an Folsäure (täglich 400 Mikrogramm) achten und während der gesamten Schwangerschaft 800 Mikrogramm und stillende Mütter 600 Mikrogramm täglich zu sich nehmen sollten. Studien der Weltgesundheitsorganisation zeigen, dass rund die Hälfte aller Frauen im letzten Schwangerschaftsdrittel an Folsäuremangel leiden. Dies schädigt nicht nur den Fötus, sondern auch die mentale Gesundheit und das körperliche Wohlbefinden der werdenden Mutter. Ein Mangel während der Schwangerschaft kann bei Mutter und Kind zu Blutarmut führen, des Weiteren besteht das Risiko einer Frühgeburt, einer Blutvergiftung, vorzeitiger Blutungen, und es besteht ein erhöhtes Zervikalkrebsrisiko.

Es hat sich herausgestellt, dass Folsäuremangel ein Thema für die Ärzte geworden ist. Da er so viele verschiedene Ursachen haben kann, ist er recht weit verbreitet. Mangelhafte Ernährung ist aber Ursache Nummer eins. B_{12}-Mangel kann ebenfalls Folsäuremangel auslösen, und Medikamente wie Aminoperin, Barbiturate und Streptomycin zerstören geradezu die Folsäure im Körper. Sulfonamide oder oral eingenommene Verhütungsmittel verhindern ihre Assimilierung; eine Östrogentherapie raubt ebenfalls Folsäure. Jede Krankheit, die zu Durchfall oder Erbrechen führt, kann die Folsäurespeicher leeren. Zöliakie, die durch Glutenunverträglichkeit verursacht wird, kann einen Mangel auslösen. Schwere Verbrennungen, Blutverlust, Krebs und auch Masern lassen die Vorräte ebenfalls schrumpfen, ebenso wie Nikotin- und Alkoholgenuss. Symptome, die mit dem Alterungsprozess einhergehen, wirken sich ebenfalls negativ auf die Folsäurespeicher aus.

Frühe Anzeichen eines Folsäuremangels sind Blutarmut, eine weiche, geschwollene Zunge, Diarrhö, Nervosität, eingerissene Mundwinkel sowie allgemeine Reizbarkeit.

Wird jedoch regelmäßig Folsäure zugeführt, zeigen sich die zahlreichen Vorteile dieses Vitamins. Folsäure gilt als Schutz gegen Krebs, Fehlgeburten, Geburtsfehler und mentale Probleme. Wird es gemeinsam mit B_{12} aufgenommen, hilft es bei einigen Arten von Arthritis. Folsäure kann menstruelle Probleme beseitigen oder zumindest lindern und leistet bei der Behandlung innerer oder äußerer Geschwüre gute Dienste. Die Blutzirkulation von Menschen mit Herzkranzgefäßerkrankungen kann durch Folsäure erheblich verbessert werden. Außerdem schützt sie gegen Dysplasie, die zu Krebs führen kann.

Für die meisten von uns ist es nicht schwierig, ausreichend Folsäure aufzunehmen. Menschen aber, die spezielle Medikamente einnehmen oder mit bestimmten Krankheiten, wie zum Beispiel Sprue, Epilepsie, Sichelzellenanämie, Hodgkin-Syndrom und verschiedenen Krebskrankheiten, zu tun haben, sollten mit ihrem behandelnden Arzt oder Ernährungsspezialisten über eine ausreichende Zusatzaufnahme von Folsäure sowie sämtlichen anderen Nährstoffen sprechen. Spezielle körperliche Beschwerden erfordern sicherlich auch spezielle Nahrungsergänzungsstoffe.

Um Folsäuremangel vorzubeugen, sollte in erster Linie auf eine ausgewogene Ernährung, inklusive Säften, geachtet werden. Folsäure kann durch Hitze, ja bereits sogar durch die Lagerung bei Zimmertemperatur, zerstört werden. Dennoch enthalten gekochte Hülsenfrüchte noch immer einen hohe Folsäureanteil.

Folsäure (Vitamin B_c)
Empfohlene Tagesdosis/Erwachsene: 400 Mikrogramm
Beste Nahrungsmittelquellen: Leber (Hühnerleber enthält dreimal mehr Folsäure als dieselbe Menge Rinderleber), Bierhefe, Blattgemüse, Hülsenfrüchte, Brokkoli, Sojabohnen, Weizenkeime, Avocados sowie Molke.

Hülsenfrüchte und Gemüse enthalten auch nach dem Kochen noch viel Folsäure.

»Freunde« der B-Komplex-Familie

Eine Reihe Nährstoffe, die nicht zu den Vitaminen zählen, werden häufig im Zusammenhang mit B-Komplex-Vitaminen genannt. Diese sind Cholin, Inositol und Paraaminobenzoesäure. Da Sie die Vorteile dieser Stoffe kennen sollten, möchte ich Sie nachfolgend kurz vorstellen.

Cholin: Cholin wird in der Leber durch ein Zusammenwirken von Vitamin B_{12} und Folsäure mit der Aminosäure Methionin gebildet. Ähnlich wie die B-Komplex-Vitamine wird Cholin als Koenzym beim Fettstoffwechsel eingesetzt und ist am Stoffwechsel von Proteinen und Kohlehydraten beteiligt. Ein Mangel an Cholin kann zu Leberverfettung, Blockierung der Nieren und erhöhter Ablagerung von Fetten an den Arterienwänden führen. Cholesterin unterstützt die Senkung eines hohen Blutdrucks und ist eine Vorstufe des Acetylcholins und Phosphatidylcholins, die beide eine wichtige Rolle in der Körperchemie spielen. Der Neurotransmitter Acetylcholin wird bei der Behandlung von Krankheiten wie manischer Depression eingesetzt und ist wichtig für das menschliche Gedächtnis. (Beispielsweise ist der Anteil an Acetylcholin im Gehirn von Alzheimer-Patienten sehr niedrig.) Phosphatidylcholin enthält das Lipid AL 721, das die HIV-Bildung verhindert. Cholin ist einer der Hauptbestandteile von Lezithin, das dafür sorgt, dass sich Cholesterin und Blutfette nicht an den Arterienwänden ablagern, und das wesentlich zur Bildung von Nervenhüllen beiträgt.

Cholin
Empfohlene Tagesdosis/Erwachsene: Keine Empfehlung
Beste Nahrungsmittelquellen: Leber, Eigelb, Bierhefe und Weizenkeime.

Sämtliche Obst- und Gemüsesorten enthalten etwas Cholin.

Inositol: Dieser Nährstoff taucht häufig zusammen mit Cholin auf, beispielsweise in Lezithin, und wird als »Vetter« des B-Vitamins Biotin bezeichnet. Die Molekularstruktur dieses Nährstoffes ähnelt der des Zuckers, wobei ein geringer Teil von ihm in Glukose umgewandelt ist. Ein zu hoher Koffeinkonsum erschöpft das Vorkommen dieses Vitamins. Es trägt zur Bildung der Zellmembranen bei und bildet als Bestandteil von Lezithin Teile der schützenden Nervenhüllen. Es gibt einige Beweise dafür, dass Inositol Angstzustände vermindert oder gänzlich verhindert. In Leber, Nieren und Muskelgewebe kommt Inositol in höchster Konzentration vor. Es wird im Rückenmark, dem Verdauungstrakt sowie den Augenmembranen benötigt. Durch die Stimulation der Peristaltik beugt es Verstopfung vor.

Inositol

Empfohlene Tagesdosis/Erwachsene: Keine Empfehlung

Beste Nahrungsmittelquellen: Leber, Obst, Gemüse, Nüsse, Hülsenfrüchte, Vollkorn, Sojabohnen und Zitrusfrüchte.

Paraaminobenzoesäure: Dieser Nährstoff findet sich häufig zusammen mit Folsäure. Es handelt sich um ein Koenzym, das für die Aufspaltung und den Einsatz von Proteinen verantwortlich ist. Es trägt zur Bildung roter Blutkörperchen und zur Erhaltung von gesunder Haut und Haaren bei. Paraaminobenzoesäure wird sowohl von einer gesunden Darmflora gebildet wie auch durch die Nahrung aufgenommen. Im Darm stimuliert sie die Produktion von Folsäure, die wiederum die Produktion von Pantothensäure anregt. Paraaminobenzoesäure wird gemeinsam mit Vitamin E bei der Behandlung von Verbrennungen eingesetzt. Dr. Carl Pfeiffer berichtete, dass eine Dosis von 2 Gramm pro Tag bei der Heilung von Schizophrenie geholfen habe, was wahrscheinlich auf die Blockierung der chemischen Vorgänge im Gehirn, die Halluzinationen hervorrufen, zurückzuführen ist. Ein Mangel an diesem Vitamin zeigt sich durch Müdigkeit, Verstopfung und sonstigen Verdauungsbeschwerden. Sulfonamide können die Speicher von Paraaminobenzoesäure im Körper dadurch leeren, dass sie die Bakterien der Darmflora zerstören, die dieses Vitamin bilden. Durch eine gleichzeitige Folsäurezufuhr steigt der Östrogenspiegel.

Paraaminobenzoesäure
Empfohlene Tagesdosis/Erwachsene: Keine Empfehlung
Beste Nahrungsmittelquellen: Leber, Bierhefe, Weizenkeime, Melasse und grünes Blattgemüse.

Vitamin C

Vitamin C ist ein wasserlösliches Vitamin und wird leicht zerstört, wenn es der Luft ausgesetzt wird. Vitamin C gehört zu den Antioxidanzien, unterstützt den Heilungsprozess und wirkt Infektionen entgegen. Es unterstützt den Proteinstoffwechsel und ist ein wesentlicher Faktor für die Bildung von Kollagen, der Substanz, die unterhalb von Haut, Sehnen, Bändern, Knorpeln und Blutgefäßen liegt, und für die Gewebereparatur eingesetzt wird. Vitamin C bildet gemeinsam mit Eisen das menschliche Blut, unterstützt die Bildung des Neurotransmitters Noradrenalin und wirkt als leichtes Antihistamin, das heißt als Antiallergikum. Große Mengen von Vitamin C finden sich in den Nebennieren. Die Vitamin-C-Speicher im Körper leeren sich rasch, wenn Menschen unter Stress leiden. Zwar können hohe Dosen Vitamin C den Stress nicht verringern, doch es kann zur Verringerung freier Radikale verhelfen, die durch die chemischen Veränderungen entstehen, wenn der Körper hoher Belastung ausgesetzt ist.

Ein Vitamin-C-Mangel zeigt sich in einer schlechten Verdauung, Zahnfleischbluten, Neigung zu blauen Flecken, Anämie, geringer Widerstandskraft gegenüber Infektionen, verminderter Milchbildung bei stillenden Müttern und Kurzatmigkeit. Ein chronischer Mangel kann mit Skorbut enden, der im Falle einer Nichtbehandlung tödlich verläuft. Üblicherweise wird Skorbut mit Vitamin-C-reicher Nahrung behandelt.

Vitamin C
Empfohlene Tagesdosis/Erwachsene: 60 Milligramm
Beste Nahrungsquellen: Acerolakirschen, Zitrusfrüchte, tropisches Obst (Mangos, Guaven, Papayas); sämtliche Obstsorten und grünen Blattgemüse.

Eine einzige Guave enthält bis zu 240 Milligramm Vitamin C. Saft aus Acerolakirschen liefern 4 Gramm (!) Vitamin C pro Viertelliter, während dieselbe Menge Grapefruitsaft gerade einmal 93 Milligramm und Orangensaft 124 Milligramm enthält.

Bioflavonoide
Bioflavonoide sind keine Vitamine, kommen aber bei gleichzeitiger Anwesenheit von Vitamin C in pflanzlichen Nahrungsmitteln vor und werden von einigen Ernährungsspezialisten als wesentlich für die ausreichende Aufnahme und Wirksamkeit von Vitamin C im Körper betrachtet.

Sie sind wasserlöslich und bestehen aus Rutin, Citrin, Hesperidin, Flavanonen und Flavanolen. Sie befinden sich in der weichen weißen Haut unter der Schale, die die Zitrusfrüchte umgibt, ebenso wie in zahlreichen anderen Früchten, Gemüsesorten und Kräutern.

Bioflavonoide, die wahrscheinlich dem Vitamin C bei Bildung und Funktionserhaltung des Kollagens dienen, gelten ebenfalls als Antioxidanzien. Sie stärken die Blutgefäßwände. Bioflavonoide sind ein natürliches entzündungshemmendes Mittel. Rutin wird gegen Krampfadern und Hämorrhoiden eingesetzt.

Bioflavonoide kommen in denselben Nahrungsmitteln vor wie Vitamin C.

Die fettlöslichen Vitamine

Die Vitamine A, D, E und K bilden die Gruppe der fettlöslichen Vitamine. Sie werden, in Lipiden aufgelöst, mit dem Blut ins Gewebe transportiert. Sämtliche fettlöslichen Vitamine, die das vom Körper verlangte Maß überschreiten, werden im Körperfett gelagert. Wenn diese Vitamine in relativ großen Mengen im Körper gespeichert werden, besteht das Risiko einer Vergiftung. Die Vitamine E und K sind zwar auch in großen Mengen nicht giftig, wohl aber A und D. Karotin (Provitamin A) zähle ich nicht zu den fettlöslichen Vitaminen, obwohl aus ihm ein fettlösliches Vitamin gebildet wird.

Unser Körper kann einen Einjahresvorrat an Vitamin A speichern, so dass alles, was über dieses Maß hinausgeht, gefährlich werden kann. Die zehnfache Menge der empfohlenen Tagesdosis von 5000 IE ist für die meisten Erwachsenen giftig, doch bereits die fünffache Menge dieser Dosis kann gefährlich sein, wenn sie über einen längeren Zeitraum hinweg zugeführt wird. Durch eine Vitamin-A-Vergiftung werden dieselben Organe geschädigt, die bei einem Vitaminmangel Symptome zeigen – Augen, Haut, Speicheldrüsen, Nieren, Knochen, Gelenke und das Immunsystem. Übelkeit, Krämpfe, Schmerzen, Erbrechen, Durchfall, Menstruationsstörungen, Hautveränderungen, Gewichtsverlust, Waden- und starke Knochenschmerzen sind Symptome für eine erhöhte Zufuhr von Vitamin A.

Die derzeitige empfohlene Tagesdosis für Vitamin D liegt bei 400 Einheiten. Diese Dosis würde auch den Tagesbedarf eines gesunden Menschen, der jedoch keinerlei Sonnenstrahlung ausgesetzt ist, decken. (Menschen, die dreimal wöchentlich für 15–20 Minuten Sonnenlicht ausgesetzt sind, bekommen jedoch ausreichend Vitamin D.) Mehr als die empfohlene Dosis zuzuführen bringt nichts, ganz im Gegenteil. Sehr hohe Dosen bewirken, dass Kalzium aus den Knochen gelöst und in Muskelgewebe, Arterienwänden und inneren Organen abgelagert wird. In den Nieren verursachen zu hohe Dosen die Bildung von Nierensteinen. Weitere Folgen einer Überdosierung sind Appetitverlust, verstärkter Harndrang, Erbrechen, Durchfall, Müdigkeit, Muskelschwäche, Schwindel, Verwirrung, Bluthochdruck, Nierenversagen und schließlich Koma.

Die Tatsache, dass die Vitamine A, D, E und K fettlöslich sind, bedeutet, dass unser Bedarf von der ausreichenden Aufnahme von Fetten und Lipiden abhängig ist, so dass diese Vitamine in die Gewebe befördert werden können, wo sie benötigt werden. Für US-Amerikaner ergibt sich normalerweise hier kein Problem, da sie wesentlich mehr Fett essen als der Rest der Welt, zum Problem kann sich die Eigenschaft der oben genannten Vitamine entwickeln, wenn man sich fettreduziert oder gar fettfrei ernährt. Ausgewogenheit ist das Geheimnis jeder guten Ernährung und Gesundheit.

Vitamin A

Provitamin A in der Form von Beta-Karotin finden wir üblicherweise in gelben Früchten und grünen oder gelben Gemüsesorten. Es handelt sich hierbei um die Substanz, die durch Enzyme in Vitamin A umgewandelt wird. Wissenschaftler behaupten, Vitamin A sei ein Antikarzinogen. Vitamin A ist wichtig für die Augen, den Knochenaufbau, das Reproduktionssystem, die Nervenhüllen sowie für die Funktion der Schleimhäute. Vitamin A unterstützt die Ernährung der Haut, der Zähne und des Zahnfleisches. Ein Mangel an Vitamin A zeigt sich in Nachtblindheit, häufiger auftretenden Erkältungen und grippalen Infekten, Gewichtsverlust bzw. Unvermögen, Gewicht zuzulegen (bei Kindern) sowie in verminderter Fruchtbarkeit.

Vitamin A
Empfohlene Tagesdosis/Erwachsene: 5000 IE
Beste Nahrungsmittelquellen: Dorschleberöl, Möhren, Brokkoli, Tomaten, Milch, Käse, Butter, Eier, Fleisch, Spargel, Aprikosen, Netz- und Kantalupmelonen, Papayas, Pfirsiche, Pflaumen, Wassermelonen und alle grünen Blattgemüse.

Vitamin D

Dieses fettlösliche Vitamin wird auch das »Sonnenscheinvitamin« genannt, da es durch die Einwirkung von ultraviolettem

Licht auf einen nahen Verwandten des Cholesterins in den unmittelbar unter der Haut liegenden Blutgefäßen gebildet wird. Angesichts des hohen Anteils an Cholesterin in der Ernährung eines Durchschnittsamerikaners sollte man annehmen, dass ein Vitamin-D-Mangel kaum vorkommen kann, doch das ist nicht der Fall. (Würde der Milch in den USA nicht synthetisches Vitamin D zugesetzt, gäbe es dort wohl eine regelrechte Rachitiswelle.) Dennoch bin ich nach wie vor überzeugt, es wäre besser, wenn die Menschen frische Milch trinken würden. Vitamin-D-Mangel verursacht bei Säuglingen und Kleinkindern eine unzureichende Resorption von Kalzium aus dem Dünndarm und die Ablagerung von Phosphor in den Nieren. In der Folge kommt es zur Wachstumsstörung der Röhrenknochen, was zu O- oder X-Beinen führt, zu Verdickungen von Handgelenken und Fußknöcheln, zu Verformung des Brustkorbes, zu Wirbelsäulenverkrümmung, zu weichen dünnen Schädelknochen, zu schreckhafter Unruhe und verlangsamter Zahnentwicklung. Bei Kindern wird diese Krankheit als Rachitis bezeichnet, bei Erwachsenen spricht man von Osteomalazie, die jedoch durch zusätzliche Vitamin-D-Gaben geheilt werden kann.

Bei Erwachsenen unterstützt Vitamin D die Erhaltung des Nervensystems, reguliert die Blutgerinnungsfähigkeit, stabilisiert den Herzrhythmus und sorgt außerdem für gesunde Zähne. Vitamin D kommt im Körper in höchster Konzentration in der Leber vor, findet sich jedoch auch in der Haut, der Milz und im Gehirn.

Mangelerscheinungen können sich in gehäuft auftretenden Erkrankungen der Atemwege, Ruhelosigkeit und Verstopfung zeigen. Die empfohlene Tagesdosis für Vitamin D liegt bei 400 IE für all diejenigen, die sich vorwiegend in geschlossenen Räumen aufhalten. Überdosierungen zeigen sich in Übelkeit, Erbrechen,

Durchfall, Müdigkeit und Verkalkung der weichen Gewebe, was zu Nierenversagen führen kann.

Die meisten Ernährungswissenschaftler geben lediglich Nahrungsmittel tierischen Ursprungs als geeignete Vitamin-D-Quellen an, und die einzige pflanzliche Quelle, die ich finden konnte, ist Bierhefe. Fischleberöle gelten als die gängigsten Quellen für die Vitamine A und D, die übrigens gut harmonieren. Werden sie gemeinsam aufgenommen, kann das Erkältungsrisiko gesenkt werden. Die Mehrzahl der Menschen ist in der Lage, ihren Bedarf an Vitamin D durch tägliche kürzere oder längere Aufenthalte im Freien und durch Sonnenlicht zu decken.

Vitamin D
Empfohlene Tagesdosis/Erwachsene: 400 IE
Beste Nahrungsmittelquellen: Fischleberöl, Eier, Butter und fette Fischsorten.

Strenge Vegetarier können ein sehr wirksames synthetisches Vitamin-D-Produkt im Naturkostladen kaufen.

Vitamin E
Vitamin E ist keine Einzelsubstanz, sondern eine Gruppe fettlöslicher Verbindungen, die als Tokopherole bezeichnet werden und chemisch Ähnlichkeit mit Alkohol besitzen.

Vitamin E reagiert nicht empfindlich auf Hitze, wohl aber auf Luft. Da Vitamin E Sauerstoff aufnehmen kann, ist es in der Lage, Fettsäuren, andere Vitamine (wie A und B) sowie Enzyme vor der Oxidation zu schützen. Dieses Antioxidans verhindert die

Bildung freier Radikale, wie zum Beispiel Peroxide, die das Krebsrisiko erhöhen und den Alterungsprozess beschleunigen. Der Einfluss von Vitamin E auf die menschliche Sexualität ist bislang wenig erforscht, er wird aber auf Grund von Beobachtungen im Tierversuch angenommen. Man geht davon aus, dass Vitamin E mitverantwortlich für die Muskelfunktion ist, außerdem schützt es nachweislich die Leber. Ob es die Symptome von Herzkrankheit mildern kann, ist nach wie vor nicht bekannt, fest steht allerdings, dass es die Bildung von Blutgerinnseln unterbindet. Vitamin E kurbelt die Energieproduktion und die Zellatmung an. Es schützt die Hypophysen- und Nebennierenhormone und kann die Sauerstoffassimilation im Gehirn erhöhen.

Über die Auswirkungen eines Vitamin-E-Mangels weiß man nicht viel, da er beim Erwachsenen unter normalen Ernährungsbedingungen nicht auftritt. Viele Menschen nehmen bis zu 400 Einheiten pro Tag zu sich, da dieses Vitamin so viele Vorzüge als Antioxidans besitzt.

Vitamin E

Empfohlene Tagesdosis/Erwachsene: 30 IE

Beste Nahrungsmittelquellen: Kalt gepresste Pflanzenöle, rohe Samen, rohe Nüsse (besonders Mandeln und Haselnüsse), Weizenkeimöl, Bohnen, Gemüse, Leber, Mango, Sprossen und Kohl.

Vitamin K

Vitamin K wurde in Dänemark entdeckt und kommt in Alfalfa und anderen Grüngemüsen, insbesondere Blattgemüsen, vor. Weizen- und Gerstengras enthalten einen hohen Anteil an Vitamin K. In einer gesunden Darmflora kann Vitamin K vom Körper selbst gebildet werden. Antibiotika können die Ursache für einen Mangel an Vitamin K auslösen. Wird es chemisch isoliert, besteht Vitamin K aus gelben Ölbestandteilen, die weder hitze- noch luftempfindlich sind, sondern lediglich durch ultraviolettes Licht zerstört werden können. Die Zubereitung durch Kochen beeinträchtigt Vitamin K folglich nicht.

Das Vitamin K erfüllt im Wesentlichen zwei Aufgaben im Körper. Die eine besteht in der Hilfe bei der Bildung des Blutgerinnungsfaktors Prothrombin in der Leber. Die zweite Aufgabe besteht in der Unterstützung der Knochenbildung.

Eine übermäßige Zufuhr von Vitamin K bleibt im Regelfall ohne Folgen, doch das künstliche wasserlösliche Vitamin K ist in großen Mengen giftig. Mögliche Folge einer Überdosierung kann die Schädigung roter Blutkörperchen und/oder eine Stimulation der Leber zur Bildung von Gallenfarbstoff sein (was Gehirnschäden hervorrufen kann).

Vitamin K
Empfohlene Tagesdosis/Erwachsene: 80 Mikrogramm
Beste Nahrungsmittelquellen: Grüne Blattgemüse, Melasse, Eier, Milch, Joghurt, Färberdistelöl und Fischleberöle.

Die chemische Zusammensetzung des menschlichen Körpers

Die 41 chemischen Elemente im menschlichen Körper finden sich in natürlicher Form im Boden, im Wasser und in Nahrungsmitteln in verschiedenen molekularen Kombinationen sowie als elektrisch geladene Atome, die als Ionen bezeichnet werden. Diese Verbindungen und Einzelelemente werden in Gruppen, wie zum Beispiel Aminosäuren, Fettsäuren, Elektrolyte, Spurenelemente usw., unterteilt. Einige dieser Elemente existieren in unserem Körper lediglich in molekularen Kombinationen, während andere entweder alleine oder in Verbindung mit anderen Elementen agieren können. Zu Beginn des 20. Jahrhunderts maß ein deutscher Ernährungschemiker namens Georg Augustus Koenig, der an der Universität von Harvard lehrte, die Mengen verschiedener Elemente im menschlichen Körper (siehe Tabelle 5 auf der nächsten Seite).

Seit dieser Zeit haben Wissenschaftler ein wesentlich umfassenderes Bild der Elemente, aus denen der menschliche Körper besteht, erarbeitet. Inzwischen wissen wir, dass es 21 essenzielle, das heißt lebensnotwendige, Elemente gibt, einschließlich Kohlenstoff, Wasserstoff, Sauerstoff und Stickstoff, die für wenig mehr als die Entstehung von Wasser, Proteinen, Fetten und Kohlehydraten zuständig sind.

Es gibt eine Reihe anderer Elemente, die sich zwar positiv auf die Gesundheit auswirkt, doch nicht als essenziell gilt. Dazu gehören Nickel, Vanadium, Arsen, Zinn, Silizium, Bor und Strontium (Germanium ist ebenfalls gut für die Gesundheit, kommt jedoch im Körper normalerweise nicht vor). Folglich bleiben 13 Elemente, die in Knochen, Fettgewebe sowie einigen inneren

Tabelle 5:
Koenigs Zusammensetzung des menschlichen Körpers

Element	Prozentsatz
Sauerstoff	72,00
Kohlenstoff	13,50
Wasserstoff	9,10
Stickstoff	2,50
Kalzium	1,30
Phosphor	1,15
Schwefel	0,15
Natrium	0,10
Chlor	0,09
Fluor	0,08
Kalium	0,026
Magnesium	0,012
Eisen	0,01
Jod	Spuren
Silizium	Spuren

Organen vorkommen, deren Funktionen aber nicht bekannt sind. Diese sind Rubidium, Aluminium, Blei, Kadmium, Barium, Gold, Zirkon, Cäsium, Quecksilber, Beryllium, Uran und Radium. Die Schwermetalle Blei, Quecksilber, Kadmium und Beryllium sind in höheren Konzentrationen im Körper giftig (nahezu alle Metalle sind bei einer bestimmten Einnahmemenge giftig).

Die endgültige Zahl der für das menschliche Leben notwendigen Nährstoffsubstanzen wurde in den 1970er Jahren während der Entwicklung der künstlichen Ernährung festgesetzt. 1970 musste sich die junge Kanadierin Judy Taylor wegen einer massiven inneren Nekrose einer Operation unterziehen, bei der ihr Dünndarm entfernt wurde. Da im Dünndarm Proteine, Fette und Kohlehydrate aufgespalten, von seiner Darmwand aufgenommen und ins Blut befördert werden und auch die Resorption von Vitaminen, Mineralstoffen und Spurenelementen im Dünndarm erfolgt, machten sich die Ärzte ernstlich Sorgen darüber, wie sie die Patientin am Leben halten sollten.

Die Antwort war die künstliche Ernährung. Eine der führenden Kapazitäten auf dem Gebiet der künstlichen Ernährung, Dr. K. E. Jeejeebhoy aus Toronto, wurde hinzugezogen und war dafür verantwortlich, die junge Frau am Leben zu halten. Und es gelang ihm, obwohl etliche ernste Probleme auftauchten, die es zu überwinden galt, zum Beispiel, wie man Lipide und fettlösliche Vitamine mit wasserlöslichen Vitaminen mischen konnte. Dieser Prozess wurde in den darauffolgenden Jahren ständig verfeinert und weiterentwickelt, doch zunächst erfuhren wir, welche Nährstoffe unentbehrlich sind und welche nicht. Das heißt nicht, dass die Wissenschaftler in Zukunft nicht noch weitere Nährstoffe und chemische Elemente finden, die Gesundheit und Wohlbefinden des Menschen weiter verbessern könnten. Nichtsdestotrotz sind alle essenziellen Nährstoffe bekannt, die für ein Leben benötigt werden, das sozusagen als lebenswert betrachtet werden kann.

In Anbetracht der Tatsache, dass Kohlenstoff, Sauerstoff, Wasserstoff und Stickstoff sich vorwiegend in Proteinen (Muskeln, Bindegewebe, Membranen, Hormonen, Hämoglobin usw.) sowie in Kohlehydraten, Fetten und Wasser finden, machen diese Elemente zu 97 Prozent unser Körpergewicht aus.

Ich möchte auf diese Elemente im folgenden Abschnitt nicht näher eingehen, da sie sich fast ständig in molekularer Form im Körper befinden. Sie »verhalten« sich nicht wie individuelle Elemente, wenn sie durch chemische Bindungskräfte in Molekülen zusammengehalten sind. Sie verhalten sich so wie ihre Verbindung. Folglich bleiben 3 Prozent für Knochenelemente, Elektrolyte, Spurenelemente und einige entbehrliche Elemente, die sich mehr oder weniger zufällig im Körper befinden (vorwiegend in den Knochen und im Körperfett). Wir befassen uns nun mit den chemischen Elementen, die im menschlichen Körper Verwendung finden und für seine Gesundheit sorgen.

Die wichtigsten Elemente für die Knochenbildung

Nimmt man es ganz genau, sind sehr viel mehr chemische Elemente für unsere Skelettstruktur verantwortlich als nur Kalzium, Magnesium und Phosphor. Daneben sind diese »großen Drei«, unsere Knochenbildner, sehr wichtige Elektrolyte (beziehungsweise Teile von Elektrolyten), auf die ich später eingehen werde. Schließlich besteht die Knochenmatrix, die die Knochengewebszellen umgebende Knochengrundsubstanz, aus Proteinen, zumeist Kollagen, in dem Kalziumphosphat, Kalziumkarbonat, Magnesiumsalze und andere Mineralien eingebaut sind. Knochen bestehen je zur Hälfte aus Wasser und festen Bestandteilen. Unsere Knochen sind wie eine Art »Kleiderbügel«, auf denen quasi der Rest des Körpers hängt, was sie natürlich ausgesprochen wichtig macht.

Kalzium
Kalzium ist eines der wichtigsten Elemente im Körper und ist im Verbund mit Phosphor, Magnesium, Kupfer, Mangan, Zink, Bor,

Fluor, Natrium, Strontium und den Vitaminen A, C, und D sowie Spuren anderer chemischer Elemente für die Knochenbildung unersetzlich. 99 Prozent des körpereigenen Kalziums wird für Knochen und Zähne gebraucht, während eine ganze Reihe anderer Körperfunktionen sich das verbleibende 1 Prozent teilen müssen. Kalzium aus Nahrung wird nicht besonders gut resorbiert, deshalb ist regelmäßig Bewegung sehr wichtig, um zu gewährleisten, dass assimiliertes Kalzium verbraucht und nicht über die Nieren ausgeschieden wird.

Während der vergangenen zwanzig Jahre ließ die regelrechte Osteoporose-Epidemie unter den Frauen nach der Menopause allgemein die Alarmglocken läuten. Im ausgehenden 19. und beginnenden 20. Jahrhundert waren Rachitis und Osteomalazie vor allem in Städten sehr weit verbreitet – der Beweis für einen deutlichen Kalziummangel bei Kindern und Erwachsenen (der üblicherweise durch Vitamin-D-Mangel hervorgerufen wird).

Studien des amerikanischen Gesundheitsinstituts National Institutes of Health (NIH) zufolge bewegt sich die durchschnittliche Aufnahme von Kalzium heute bei rund 640 Milligramm.

Der National Research Council hat die benötigte Menge auf 1000 Milligramm pro Tag für gesunde Erwachsene und Kinder über vier Jahren festgesetzt. Kürzlich erstellte Studien der NIH zeigen, dass selbst diese 1000 Milligramm pro Tag nicht ausreichend sind, um den Kalziumbedarf bei Menschen zu decken, die seit langem unter chronischem Mangel leiden. Um ganz sicherzugehen, sollte man sogar 2500 Milligramm pro Tag aufnehmen, jedoch nur bei vollständiger Gesundheit.

Kalzium ist eines unserer wichtigsten Elektrolyte (neben Magnesium, Kalium und Natrium), die für den Zellstoffwechsel verantwortlich sind. Kalzium wird für die Blutgerinnung, Nervenübertragung, Muskelstimulation, die Stabilisierung des Säure-Basen-Gleichgewichts im Blut (pH-Wert) und die Regulierung und Erhaltung des Wasserhaushalts im Körper benötigt. Kalzium hat Einfluss auf Enzymreaktionen, auf den Blutdruck und kann helfen, Dickdarmkrebs vorzubeugen. Die Knochen dienen als Speicher für Kalzium und andere Mineralien. Hormone agieren als chemische Boten, veranlassen entweder, dass im Blut überschüssiges Kalzium in die Knochen verlagert wird, oder sie signalisieren den Knochen, Kalzium in den Blutkreislauf zu schicken. Gemeinsam mit Magnesium trägt Kalzium zur Regulierung des Herzrhythmus bei.

Kalzium

Empfohlene Tagesmenge/Erwachsene: 1000 Milligramm
Beste Nahrungsmittelquellen: Milchprodukte und sämtliche Käsesorten, Austern, Tofu, Grünkohl, Brokkoli, Senfblätter, Petersilie, Brunnenkresse, Spargel, Weißkohl, Molke, rohe Nüsse und Samen, Vollkorn, Hülsenfrüchte, Sojapulver, Hefe, Johannisbrot, Feigen und Pflaumen.

Brokkoli gilt zwar als die beste Quelle, doch man müsste schon rund 2 Kilogramm davon essen, um die empfohlene Menge Kalzium zuführen zu können. (Drei Tassen rohe Mandeln, sechs Tassen rohe ungeschälte Sesamsaat oder 230 Pflaumen wären nötig, um den täglichen Bedarf zu decken.) Natürlich zählt jede Menge Kalzium, und sei sie auch noch so gering. 1 Liter Milch pro Tag zu trinken oder $\frac{1}{2}$ Pfund Käse zu essen, käme den 1000 Milligramm schon recht nahe. Menschen, die Laktose nicht vertragen, haben heute die Möglichkeit, ihren Kalziumbedarf aus laktosefreier Milch, die in gut sortierten Naturkostläden erhältlich ist, zu decken. Fest steht, dass die Mehrzahl der Menschen, die keine Milchprodukte verzehren, nicht ausreichend mit Kalzium versorgt ist, obwohl neuerdings Orangensaft und andere Getränke, mit Kalziumkarbonat angereichert, überall erhältlich sind. Das Problem ist jedoch, dass das Kalziumkarbonat die Eisenaufnahme behindert. Die besten Ergänzungsstoffe sind Kalziumzitrat, Kalziumglukonat und Kalziumlaktat, die immer gebunden an Magnesium und Vitamin D zu den Mahlzeiten eingenommen werden sollten.

Phosphor

Phosphor, ein weiteres Mitglied der Familie der Knochenbildner-Elemente, ist wichtig für die Zellreproduktion, die Umwandlung von Kohlehydraten in Energie sowie die Stabilisierung des Säure-Basen-Gleichgewichts im Blut. Im Körper eines Erwachsenen befindet sich etwa 1 Pfund Phosphor, wovon 80 Prozent für die Zähne und Knochen eingesetzt werden. Ein Mangel ist sehr selten, da es in der Mehrzahl der Nahrungsmittel, die wir zu uns nehmen, vorkommt. Und das ist auch gut so, denn Phosphor wird praktisch von jeder einzelnen Körperzelle benötigt.

Phosphor erfüllt, wie Kalzium, eine Vielzahl von Aufgaben im Körper. Adenosintriphosphat wird in den Zellen gebildet, um Energie zu erzeugen. In der Form von Phosphatidylcholin im Lezithin ist es mit Cholesterin an der Bildung der schützenden Nervenhüllen beteiligt, die die weiße Hirnsubstanz bilden, ebenso wie an der Bildung der Umhüllung des Rückenmarks und der Nerven, die sich in einem Netz von Hunderten von Kilometern durch den menschlichen Körper ziehen.

Im Lezithin sorgt Phosphor dafür, dass Cholesterin und Fette in gelöster Form im Blut bleiben, und es hilft beim Transport von Fettsäuren. Viele Enzyme und die meisten der B-Vitamine können nur in Gegenwart von Phosphor aktiv werden. Dieses Element nimmt an den Prozessen aller drei großen Nahrungsmittelgruppen teil – den Proteinen, Kohlehydraten und den Fetten. Phosphor ist unentbehrlich für die Zellteilung auf Grund seiner Bausteinfunktion in Nukleinsäuren und ist unentbehrlich für die Nierentätigkeit. Als Teil des Phosphat-Ions PO_4 bildet es ein Elektrolyt, das den Transport von Nährstoffen in die Zellen und den Transport der Abfallprodukte aus den Zellen unterstützt. Mindestens 70 Prozent des Phosphors in Nahrungsmitteln wird resorbiert, ist es aber an Zucker gebunden, wird die Kalzium-Phosphor-Verbindung empfindlich gestört. Phosphor ist wichtig für gesunde Nerven und ein gesundes Herz.

Phosphor
Empfohlene Tagesdosis/Erwachsene: 1000 Milligramm
Beste Nahrungsmittelquellen: Fleisch, Geflügel, Fisch, Milchprodukte, Nüsse, Samen, Hülsenfrüchte, Gemüse und Obst.

Magnesium
Magnesium kommt, ebenso wie Phosphor, in so vielen Nahrungsmitteln vor, dass die meisten Menschen ausreichend damit versorgt sind. Und das ist auch gut so, denn Magnesium ist wichtig für die Körperstruktur wie für die Aufrechterhaltung verschiedener Funktionen. Rund 60 Prozent des Magnesiums findet sich in den Knochen und Zähnen, ist neben Kalzium und Phos-

phor der dritte große Knochenbildner. Die verbleibenden 40 Prozent sind in den Körperflüssigkeiten zu verschiedensten Zwecken eingesetzt, angefangen von der Stimulierung von Enzymen bis hin zur Unterstützung der Herzmuskelentspannung. Es ist ein wichtiges und sehr aktives Elektrolyt, das den Stoffaustausch an den Zellmembranen reguliert, das Fette, Proteine und Zucker in Energie umwandelt, das die Nervensignale verstärkt und den pH-Wert des Blutes und der Körperflüssigkeiten reguliert.

Magnesium
Empfohlene Tagesdosis/Erwachsene: 400 Milligramm
Nahrungsmittelquellen: Reiskleie, Hirse, grünes Blattgemüse, Hülsenfrüchte und Sojabohnen (reich), Nüsse und Samen (durchschnittlich).

Obwohl sich Magnesium in Nahrungsmitteln reichlich findet, fanden Wissenschaftler Beweise dafür, dass ein Magnesiummangel Herzanfälle auslösen kann. Die Problematik liegt darin, dass die Höhe der Konzentration im Körper von der Menge des Kalziums im Körper abhängig ist. Oben erwähnte ich, dass der Durchschnittsamerikaner etwa 640 Milligramm Kalzium zu sich nimmt. Dies sind etwa 260 Milligramm weniger, als der Körper benötigt. Da eine Aufnahme von Kalzium die Magnesiumresorption hemmt, kann eine hohe Aufnahme von Kalzium einen Magnesiummangel verursachen, selbst wenn man ausreichend Magnesium aus der Nahrung zuführt. Kalzium erweist sich häufig als das stärkere Element in diesem Konkurrenzkampf. Eine Überdosis von Magnesium fördert möglicherweise die Bildung von Nierensteinen. Versuche haben gezeigt, dass kleine Magnesiumgaben die Bildung von Nierensteinen unterbunden haben, indem sie das Kalzium abtransportiert haben, das üblicherweise für die Nierensteinbildung verantwortlich ist.

Viele weiterverarbeitete Nahrungsmittel enthalten keinerlei Magnesium mehr. Kalzium, Magnesium und Phosphor sind nicht nur, wie oben beschrieben, die drei großen Knochenbildner, sondern – in der Verbindung mit den nächsten drei Elementen – sehr wertvolle Elektrolyte.

Die Elektrolyte: Die Salze fürs Leben

Obwohl Elektrolyte ganz allgemein ein ausgesprochen faszinierendes Thema sind, werden wir nicht allzu sehr ins Detail gehen. Mineralien (als trockene feste Stoffe bei gemäßigter Temperatur) treten auch in Verbindungen mit Nichtmetallen, wie das Kalzium, unter Bezeichnungen, chemischen Formeln, wie z. B. $CaCl_2$, auf, da Ca (= Calcium) und Cl_2 (= Chlorid = zwei Chloridatome) elektrisch miteinander verbunden sind. Diese Verbindung kennen wir unter dem Namen Kalziumchlorid oder Chlorkalzium. (Chlorid ist die elektrisch geladene aktive Form des elektrisch neutralen chemischen Elements Chlor. Dasselbe gilt für die Elemente Jod und Fluor, deren elektrisch geladene aktive Formen als Jodide bzw. Fluoride bezeichnet werden.) In Wasser (oder in wässriger Lösung) können die beiden chemischen Elemente, die dieses Mineral bilden, in so genannte Ionen zerfallen. Ein Ion wird definiert als ein Atom, das eines oder mehrere seiner Elektronen verloren hat (positives Ion oder auch Kation) oder hinzugewonnen hat (negatives Ion oder auch Anion). Wenn die Atome des Kalziums und des Chlorids aus dem $CaCl_2$ durch Wassereinwirkung zerfallen, werden sie mit der chemischen Formel $Ca^{++} + 2Cl^-$ benannt. Was Sie jetzt vor sich haben, ist ein in zwei Elektrolyte zerfallenes Mineral.

In und um jede Körperzelle herum befindet sich Flüssigkeit, die Elektrolyte enthält. Diese Elektrolyte koordinieren den Transport von Nährstoffen von außen ins Innere der Zelle beziehungsweise von zu beseitigenden Abfallstoffen aus dem Inneren der Zelle nach draußen. Die höchste Elektrolytkonzentration innerhalb der Zelle besteht aus Kalium, Magnesium und Phosphor, wohingegen die höchste Elektrolytkonzentration außerhalb der Zelle aus Natrium, Chlorid und Karbonat besteht. Ist die Elektrolytkonzentration im Zellinneren höher als draußen, fließt Wasser in die Zelle, bis die Konzentrationsunterschiede ausgeglichen sind, und umgekehrt. Der Druck, der sich aus diesem Konzentrationsunterschied der Elektrolyte ergibt, wird als osmotischer Druck bezeichnet. Offensichtlich beginnen die Zellen zu schrumpfen, wenn Wasser aus ihnen herausfließt, beziehungsweise anzuschwellen, wenn Wasser hineinfließt. Dieser Vorgang betrifft den gesamten Körper und ist mit Abläufen wie beispielsweise Zellatmung (und Energieproduktion), Blutdruck, Wasseransammlung, pH-Wert und Ausscheidung (oder auch Bewahrung) von bestimmten Elektrolyten im Urin eng verknüpft.

Und all diese Vorgänge sind lebensnotwendig mit Ihrem derzeitigen Gesundheitszustand verbunden. Ich erhoffe mir, dass diese Erklärung Ihnen dabei hilft zu erkennen, wie wichtig eine ausgewogene Elektrolyt- und Flüssigkeitsbilanz für Ihre Gesundheit ist. Dehydration auf Grund zu geringer Flüssigkeitszufuhr kann fatale Folgen für die menschliche Gesundheit haben.

Natrium

Natrium, Kalium und Chlorid sind drei der wichtigsten Elektrolyte im Körper. (Kalzium, Magnesium, Phosphor, Schwefel und Bikarbonat zählen ebenfalls zu den Elektrolyten.) Natrium ist wahrscheinlich das aktivste Elektrolyt und unterstützt die Einlagerung von Kalzium in die Knochen. Derzeit befinden sich die meisten von uns an der Schwelle zum Mangel an dem, was ich als bio-organisches Nahrungsmittel-Salz bezeichne. Eine Menge Menschen, vorwiegend Männer, geben bis zu 30 Gramm Kochsalz in ihre täglichen Speisen und Getränke. Es gibt sogar Menschen, die Salz auf ihre Melonen oder Tomaten streuen oder ihre Selleriestangen und Rettiche in Salz stippen. Die meisten Ernährungswissenschaftler betrachten 15–30 Gramm pro Tag bereits als extrem hohe und damit gesundheitsschädliche Menge. Allgemein wird angenommen, dass diese Menge ein erhebliches Risiko für Bluthochdruck darstellt. Ist zu viel Natrium im Blut, wird es normalerweise gemeinsam mit einer wesentlich größeren Menge Kalium im Urin ausgeschieden, was eine ausgesprochene Belastung für das Herz darstellen kann. Ich persönlich bin der Ansicht, dass 5 Gramm Speisesalz schon ein großes gesundheitliches Risiko darstellen. Und ich sage Ihnen auch warum.

Speisesalz kommt in der Natur nicht vor. Es muss bei großer Hitze raffiniert und gereinigt werden, so dass Natriumchloridkristalle entstehen. Sein Gebrauch bringt einige unerwünschte Nebenwirkungen mit sich. Nimmt man zu viel Salz zu sich, bekommt man Durst, trinkt, und dann bindet es die Flüssigkeit im Körper. Mehr als 5 Gramm Speisesalz täglich erhöht das Risiko für Bluthochdruck.

Im Gegensatz dazu ist das in Lebensmitteln enthaltene Natrium von einem Komplex aus Vitaminen und Mineralstoffen umgeben, so dass es, wie ich meine, in einer völlig anderen Art und Weise agiert als das Natrium im Kochsalz. Meiner Ansicht nach sollten wir unseren Kochsalzverbrauch drastisch reduzieren oder, noch besser, überhaupt kein Salz mehr essen und stattdessen unsere tägliche Natriumzufuhr aus den Nahrungsmitteln erhöhen. Nimmt man zu viel Natriumchlorid zu sich, werden in der Folge große Mengen Kalium mit dem Urin ausgeschieden, die Ablagerung von Kalzium in Gelenken und Wirbeln gefördert und Wasser im Körper eingelagert. Und das sind keineswegs wünschenswerte Folgen. Wir sollten alle ein wenig mehr auf natürliche Nahrungsmittel setzen und verarbeiteten Lebensmitteln etwas weniger über den Weg trauen.

Ich möchte, dass Ihnen klar ist, dass sich ständig unglaublich interessante Reaktionen in unserem Körper abspielen, die in sehr hohem Maß davon abhängig sind, wie wir als bewusste Menschen unser Leben gestalten. Elektrolyte, einschließlich Natrium, sind an lebensnotwendigen Prozessen beteiligt, wie beispielsweise der Nervenübertragung, der Ernährung und Pflege der Zellen, der Stabilität des Säure-Basen-Haushalts, der Dehnung und Kontraktion von Muskeln und vieler, vieler anderer Vorgänge. Natürliches Natrium aus Nahrungsmitteln hält das Kalzium in flüssigem Zustand, was unerwünschte Ablagerungen und Gelenkentzündungen verhindert.

Natrium

Empfohlene Tagesdosis/Erwachsene: 2,4 Gramm
Beste Nahrungsmittelquellen: Oliven, Fisch und Meeresfrüchte, Grünkohl, Sojasauce, Fleisch und Geflügel.

(Capra Mineral Whey, eine Spezial-Molke, kann unter folgender Adresse bestellt werden: Mt. Capra Cheese, 279 SW 9th St., Chehalis, WA 98532. Ich verwende sie selbst und kann sie nur empfehlen.) Grüne Oliven enthalten den höchsten Anteil an natürlichem Natrium von allen Obst- und Gemüsesorten; ein klein wenig davon findet sich in allen Früchten und Gemüsen. Zu empfehlen sind Rosinen, getrocknete Äpfel, Wintermelone, Rübenblätter, Mangold, Stangenbohnen und Artischockenherzen. Es ist keineswegs überraschend, dass die meisten von ihnen mehr Kalium als Natrium enthalten.

Kalium

Kalium hilft gemeinsam mit Natrium bei der Regulierung des Blutdrucks. 98 Prozent des gesamten Kaliums in unseren Körperflüssigkeiten findet sich in der so genannten intrazellulären Flüssigkeit innerhalb der Zelle, während Kalzium in der Flüssigkeit um die Zelle herum vertreten ist. Kalium reguliert gemeinsam mit Magnesium die Herzfunktionen. Weiter wird es für ein regelrechtes Wachstum, für Enzymreaktionen und in den Stoffwechseln von Proteinen und Kohlehydraten benötigt. Kalium, das mit Phosphor zusammen das Gehirn mit Sauerstoff versorgt, unterstützt auch die Nieren bei der Ausscheidung von Giften.

In den meisten Nahrungsmitteln ist eine Menge Kalium enthalten. Da der Dünndarm 90 Prozent des Kaliums aus Nahrungsmitteln resorbiert, besteht kaum ein Risiko für einen Mangel. Ein Mangel kann höchstens durch zu großen Konsum von Speisesalz entstehen, was die verstärkte Ausscheidung des Kaliums über die Nieren verursacht. Solange wir unserem Körper keine zu große Mengen an falschen Stoffen zumuten, gelingt es ihm problemlos, ein perfektes Gleichgewicht zwischen den einzelnen chemischen Elementen aufrechtzuerhalten. Sowohl Natrium wie auch Kalium bilden leicht Chloridsalze, die ich gleich im Anschluss vorstellen möchte.

Kalium
Empfohlene Tagesdosis/Erwachsene: 3,5 Gramm

Chlorid

Da Chloridionen sich in der Regel mit Natrium und Kalium verbinden, um Salze zu bilden, ob außerhalb des Körpers in Nahrungsmitteln und im Körper in den Körperflüssigkeiten, könnte entweder ein Natrium- oder ein Kaliumdefizit einen Chloridmangel hervorrufen. Das ist der Fall, wenn das Chlorid überwiegend in das Verdauungssystem durch Nahrungsmittel, die Natrium oder Kalium enthalten, gelangt.

Dieses Elektrolyt hilft den roten Blutkörperchen dabei, Kohlendioxid auszuscheiden, und unterstützt Natrium und Kalium bei ihrer Aufgabe, Nervenimpulse zu schicken und mit anderen Elektrolyten zu verbinden, um den Säure-Basen-Haushalt in Balance zu halten. Chlorid wird für die Bildung von Salzsäure im Magen benötigt. Das Magenenzym Pepsin kann Proteine lediglich in einem sauren Milieu aufspalten. Dieses saure Milieu bildet die Salzsäure, die auch Bakterien abtötet, die häufig gemeinsam mit den Lebensmitteln aufgenommen werden. Die höchste Konzentration von Chloridionen findet sich in den Darmsekreten sowie in der Gehirn-Rückenmarks-Flüssigkeit. Ein Übermaß an Chlorid wird ggf. mit dem Schweiß oder dem Urin ausgeschieden. Nahrungsmittel, die reich an Natrium und Kalium sind, sind

auch immer reich an Chlorid. Bislang sind keine Chloridmangel-
erscheinungen bekannt.

Chlorid

Empfohlene Tagesdosis/Erwachsene: 3,4 Gramm

Schwefel

Für Schwefel gibt es keine empfohlene Tagesdosis. Das liegt daran, dass wir ausreichend Schwefel aufnehmen, wenn wir genügend Proteine zu uns nehmen. Schwefel ist Teil (Schwefel-
Brücke) der Struktur von zwei Aminosäuren – Methionin und
Zystin – die in Haaren, Nägeln, Gelenken und der Haut vorkommen. (Verbranntes Haar riecht übrigens deshalb nach Schwefel,
weil es teilweise daraus besteht.)

Thiamin (Vitamin B$_1$) und Biotin enthalten ebenfalls Schwefel.
Schwefel kann auch für die Kollagensynthese benötigt werden. In
der Leber stimuliert Schwefel die Galleproduktion. Außerdem ist
Schwefel in Keratin (dem festen Protein in Haaren und Nägeln)
sowie im Insulin, einem Bauchspeicheldrüsenhormon, das den
Blutzuckerspiegel reguliert und die Zellen bei der Verwendung
von Blutzucker für die Energieproduktion unterstützt, enthalten.

Schwefel

Empfohlene Tagesdosis/Erwachsene: Keine
Beste Nahrungsmittelquellen: Eier sind die beste Schwefelquel-
le, aber auch Fleisch, Fisch, und Milch sind geeignete Lieferanten.

Die essenziellen Spurenelemente

Spurenelemente haben ihren Gattungsnamen deshalb erhalten, weil sie vom Körper nur in minimalen Mengen bzw. »Spuren« benötigt werden. Bei der Mehrzahl der bekannten Spurenelemente ist eindeutig, was sie für den Körper tun. Bei einigen anderen hingegen nicht. Das bekannteste Spurenelement ist Eisen, von dem der Körper größere Mengen benötigt als von allen anderen. Spurenelemente, die entscheidende Rollen in der Enzymstruktur spielen, werden Metallenzyme genannt. Ein bis drei verschiedene Metallelemente können als »Zündfunken« agieren, die ein Enzym in Aktion versetzen. (Ein Enzym ist ein Eiweißkörper, der als Katalysator auf nur einen ganz bestimmten Stoff, dessen Reaktion, chemische Umwandlung, er steuern soll, spezialisiert ist, selbst aber unverändert bleibt.)

Einige Spurenelemente übernehmen eine aktive Rolle bei der Energieproduktion, indem sie Nährstoffe durch Oxidation verbrennen. Andere passen in die Strukturen von Proteinen, Nukleinsäuren und andere molekulare Substanzen. Die bekannteste Eigenschaft von Eisen ist seine Präsenz in den Hämoglobinmolekülen, von denen sich zahllose in den Abermillionen von roten Blutkörperchen befinden. Als Teil des Hämoglobins in diesen roten Blutkörperchen nimmt das Eisen Sauerstoff aus der Luft in den Lungen auf, transportiert ihn in die Zellen und nimmt im Gegenzug, sozusagen auf dem Rückweg, das Abfallprodukt Kohlendioxid mit sich. Nur wenigen Menschen ist klar, dass das Molekül des Hämoglobins dem des Chlorophylls sehr stark ähnelt. Der größte Unterschied zwischen ihnen besteht darin, dass sich bei Letzterem ein Magnesiumelement anstelle eines Eisenmoleküls im Kern befindet.

Eisen

Eisen ist wahrscheinlich am besten bekannt für seine Rolle im Hämoglobin als Transporteur von Sauerstoff aus den Lungen in die Blutzellen; es befindet sich aber auch im Myoglobin, das den Sauerstoff vom Hämoglobin in die Gewebe befördert. In den USA steht Blutarmut auf Grund von Eisenmangel an zweiter Stelle der Mangelkrankheiten. Eisenmangel ist immer gleichbedeutend mit Energiemangel – die Patienten sind müde, erschöpft, leicht depressiv und antriebslos. Während der Menstruation können Frauen 15–20 Milligramm Eisen verlieren, das dringend ersetzt werden muss, damit sie sich wieder so energiegeladen fühlen wie vorher.

Eisen

Empfohlene Tagesdosis/Erwachsene: 18 Milligramm

Beste Nahrungsmittelquellen: Melasse, Kürbiskerne, Leber, Fleisch, Fisch, Geflügel, Getreidekörner, Eier, getrocknete Bohnen und Spinat. (Aus Fleisch wird ein höherer Prozentsatz an Eisen resorbiert als aus eisenhaltigem Obst und Gemüse.)

75 Prozent der insgesamt 4,5 Gramm Eisen im Körper stehen dem Hämoglobin zur Verfügung; der Großteil des restlichen Eisens befindet sich im Myoglobin. Ferritin ist ein Protein, das Eisen in der Leber, der Milz und dem Knochenmark speichert, und Transferrin, ein weiteres Protein, ist für den Transport von verfügbarem Eisen verantwortlich. Minimale Spuren von Eisen finden sich auch im Gehirn, als Kofaktor in der Neurotransmittersynthese von Dopamin, Serotonin und Noradrenalin. Eisen-

haltige Enzyme spalten Peroxide auf, wandeln Nahrung in Energie um und erhöhen den Wassergehalt in den Zellen. Dies geschieht fast immer unter Mitwirkung von Sauerstoff, der vom eisenhaltigen Hämoglobin zu den Zellen befördert wird. Eisenmangel ist bei Kindern unter fünf Jahren und Frauen sehr weit verbreitet.

Jod

Der Durchschnittsamerikaner nimmt etwa 700 Mikrogramm Jod pro Tag zu sich, was wahrscheinlich daran liegt, dass man Jodsalz nahezu überall kaufen kann. Das Vergiftungsrisiko ist sehr gering. Bei Russen und Schweden, die nach der Tschernobyl-Katastrophe vor einigen Jahren Jodkalium als Präparat einnahmen, wurden keine Symptome für eine Überdosierung festgestellt. Ebenso wenig kam es zu Schilddrüsenschäden auf Grund des radioaktiven Jods, das sie zwangsläufig aufgenommen hatten. Dagegen waren bei vielen, die kein Jodkalium zugeführt und radioaktives Jod aus Luft und Nahrung aufgenommen hatten, Schäden an der Schilddrüse und ein erhöhtes Risiko für Schilddrüsenkrebs zu beobachten gewesen.

Der Kropf, eine durch Jodmangel verursachte Krankheit, die sich in einer Vergrößerung der Schilddrüse zeigt, war eine in den USA sowie in zahlreichen anderen Ländern weit verbreitete Erkrankung. Nicht betroffen sind jedoch Menschen in meernahen Regionen. In China hatte man vor 5000 Jahren Kohlköpfe und Meeresschwämme über Tausende von Kilometern von der Küste ins Landesinnere zu den Kropf-Patienten transportiert. Menschen, die Fisch und Meeresfrüchte aßen, blieben vom Kropf verschont. Schon 1820 trat ein Schweizer Arzt mit der Entdeckung, dass die Ursache des Kropfes im Jodmangel zu suchen sei, an die

Öffentlichkeit, doch erst in diesem Jahrhundert wurden auch tatsächlich Konsequenzen aus dieser Erkenntnis gezogen.

Jod
Empfohlene Tagesdosis/Erwachsene: 150 Mikrogramm
Beste Nahrungsquellen: Grünkohl und Speiserotalge sind die besten Jodquellen. Muscheln führen die Liste der jodhaltigsten Meeresfrüchte an, doch auch Austern, Hummer und Krabbenfleisch enthalten sehr viel Jod, gefolgt von Meeresfisch wie Lachs, Tunfisch, Heilbutt, Red Snapper und Kabeljau. Obst und Gemüse, das in Meernähe angebaut wurde, besitzt ebenfalls einen hohen Jodanteil.

Jod, das von der Schilddrüse für die Thyroxinproduktion benötigt wird, wurde zum ersten Mal 1812 aus Algen gewonnen, doch erst 1917 wurde Jod zum Bestandteil des Tafelsalzes. Zu dieser Zeit litten etwa 90 Prozent der Bevölkerung unter Jodmangel, und der Kropf war sehr weit verbreitet. Dennoch wird Jodmangel nicht immer durch fehlendes Jod in Nahrungsmitteln verursacht. Brokkoli, Blumenkohl, Weißkohl und ihre Verwandten enthalten eine chemische Substanz, die bei häufigem Verzehr die Resorption von Jod beeinträchtigt.

Die einzige Aufgabe, die Jod im Körper zu erfüllen hat, besteht darin, in die Schilddrüse zu gelangen und dort Teil der beiden Thyroxinhormone T3 und T4 zu werden, die den Grundstoffwechsel regulieren, was in diesem Zusammenhang heißt, für einen normalen Stoffwechsel zu sorgen, der dem eines Menschen mit ausgewogener Ernährung nach einer Nacht voll Schlaf entspricht. Der Stoffwechsel spiegelt sich in der Tätigkeit sämtlicher Organe wider, und damit spielt das Jod eine äußerst wichtige Rolle für die Gesundheit und das Wohlbefinden. Schilddrüsenhormone zirkulieren im Blut und erreichen jede Körperzelle, wo sie auf kupfer- und zinkhaltige Enzyme treffen und in eine Form umgewandelt werden, die die Energieproduktion in der Zelle beeinflusst.

Fluor

Nahezu jeder von uns hat Fluor im Körper. Fluor stärkt die Zähne, vermindert Karies und härtet die Knochen. In vielen Ländern wird Fluor dem Trinkwasser in einer Konzentration von 1 ppm (ca. 1 Milligramm pro Liter) zugesetzt. Untersuchungen finnischer Wissenschaftler haben ergeben, dass sich die Zahl der an Osteoporose erkrankten Frauen, die mit Fluor angereichertes Trinkwasser tranken, um 50 Prozent gesenkt hat.

Ältere Menschen benötigen dieses Element ganz besonders. Nicht nur, weil es eine Erhöhung der Knochendichte bewirkt, sondern auch, weil sich das Gehör verbessert, was eine Folge der erhöhten Kalziumanlagerung am Gehörknochen im Innenohr sein kann.

Durch die Stärkung der Arterien unterstützt Fluor die Heilung von Herzkranzgefäßkrankheiten. Es verhindert Karies nicht nur durch eine Härtung des Zahnschmelzes, sondern auch durch die Verminderung der durch Kohlehydrate entstehende Säure im Mund, die im Gegenzug den Verfall des Zahnschmelzes verhindert.

Vergiftungen beginnen bei 5–8 Milligramm pro Kilogramm Nahrung oder ein Liter Trinkwasser bzw. 5–8 ppm, was eine Verfärbung der Zähne bewirkt. Bei einer höheren Konzentration,

8–80 ppm, setzt die Verkalkung von Sehnen und Bändern und der Zerfall von Leber und anderen Organen ein. Todesfälle sind bei Konzentrationen von 50 ppm beobachtet worden.

Beim Fluor in den Nahrungsmitteln handelt es sich um Kalziumfluorid. Das Fluor, das dem Wasser und Zahnpasten zugesetzt wird, ist Natriumfluorid.

Fluor
Empfohlene Tagesdosis/Erwachsene: 1,5–4 Milligramm
Beste Nahrungsmittelquellen: Fisch und Meeresfrüchte, Milch, Käse, Fleisch, Obst und Gemüse (abhängig von der Qualität des Bodens, auf dem sie angebaut wurden).

Teilweise enthält das Trinkwasser natürliches Fluor. Sie sollten die Konzentrationen (ppm = part per million) kennen. Bei einer Konzentration von über 8 ppm können sich Ihre Zähne verfärben, sofern Sie nicht zusätzlich Kalzium zu sich nehmen. Fragen Sie ggf. Ihren Arzt um Rat.

Zink
Zink erinnert mich immer an diese »Alleinunterhalter«, die bei irgendwelchen Amateur-Ausscheidungen in den Pioniertagen des Fernsehens auftraten und zur selben Zeit Trommel, Ziehharmonika, Trompete, Gitarre, Banjo und einige andere Instrumente spielten. Zink wird beispielsweise in mehr als zweihundert verschiedenen Enzymen in scheinbar sämtlichen Aspekten der Humanphysiologie benötigt. Es hilft bei der Bildung von Proteinen und Nukleinsäuren (DNA und RNA), es unterstützt den Heilungs-

und Wachstumsprozess, schützt das Immunsystem, wandelt Kohlehydrate und andere Nährstoffe in Energie um, fördert unseren Geruchs- und Geschmackssinn (Appetitanregung). Außerdem befindet es sich im Insulin, der Substanz, die den Blutzucker reguliert. Es hilft beim Abbau von Alkohol, unterstützt die Bildung der T-Zellen im Immunsystem und den Knochenaufbau und sorgt für eine gesunde Haut.

Im Körper findet es sich meist in den Knochen, Nieren, der Leber, Bauchspeicheldrüse, den Prostatadrüsen, in Haaren, Nägeln und der Haut sowie in Samenfäden, Augen, willkürlichen Muskeln und weißen Blutkörperchen. Zink kann auch eine Rolle bei der Vorbeugung gegen Krebs spielen. Im menschlichen Körper befinden sich durchschnittlich 2 Gramm Zink, 20 Prozent davon im Blutkreislauf.

Zink
Empfohlene Tagesdosis/Erwachsene: 15 Milligramm
Beste Nahrungsmittelquellen: Fleisch, Geflügel, Fisch und Meeresfrüchte, Vollkorngetreide, Bierhefe und Kürbiskerne.

Kupfer
Kupfer wird für die Bildung der roten Blutkörperchen, die Eisenresorption im Dünndarm und den Transport des in Leber oder Muskelgewebe gelagerten Eisens benötigt. Dieses Element ist ebenfalls notwendig für die Umwandlung von Fetten und Kohlehydraten in Energie. Es spielt eine Rolle bei der Knochenbildung und der Vorbeugung gegen Herzerkrankungen. Die schützenden Nervenhüllen werden mit Hilfe eines kupferhaltigen Enzyms ge-

bildet. Kupfer unterstützt das Immunsystem und ist ein Bestandteil von Superoxiddismutase (SOD), einem natürlichen Antixodians, von dem behauptet wird, es würde die gefährlichen freien Radikale aus dem Körper entfernen. So betrachtet, ist Kupfer ein Element, das die Entstehung von Krebs verhindert.

Insgesamt befinden sich 75–100 Milligramm Kupfer im Körper. Weitere Aufgaben des Kupfers sind die Bildung von Kollagen, der Schutz der Zellmembranen und die Mitarbeit bei der Bildung des Neurotransmitters Noradrenalin. Kupfer unterstützt die Synthetisierung von Phospholipiden, die für die Bildung der Nervenhüllen benötigt werden, es schützt mehrfach ungesättigte Fette vor dem Ranzigwerden, wandelt Tyrosin in das Melanin um, das für die Farbe in Haaren und Haut verantwortlich ist, und es unterstützt die Heilung von geschädigtem Gewebe. Außerdem wird es für die Knochenbildung, die Bildung von RNA und den Proteinstoffwechsel benötigt.

Kupfer und Zink treten häufig gemeinsam auf, gleichzeitig jedoch konkurrieren sie teilweise innerhalb der Ernährung oder bei der Aufnahme von Nahrungsmittelzusätzen. Nimmt man zu viel Zink alleine zu sich, kann Kupfer nicht resorbiert werden und umgekehrt. Besteht ein Mangel an beiden Elementen, kann dies Hypothyreoidismus (Schilddrüsenunterfunktion) auslösen. Das Verhältnis von Zink und Kupfer im Körper sollte bei 10:1 liegen, außerdem sollten beide Elemente am besten gemeinsam mit anderen Mineralstoffen, z. B. über Multimineralprodukte, aufgenommen werden. Nehmen Sie also die empfohlene Tagesdosis von Zink von 15 Milligramm zu sich, sollte Ihre aufgenommene Kupfermenge bei höchstens 1,5 Milligramm liegen.

Die meisten Menschen achten nicht besonders auf ihre Kupferzufuhr, was angesichts der zahlreichen Funktionen ziemlich gefährlich sein kann. Eine Studie hat gezeigt, dass Patienten mit Magengeschwür an Kupfermangel litten. Mangelerscheinungen zeigen sich in Schwächegefühl, Atemproblemen und wunder Haut. Wenn Sie nicht ausreichend Kupfer bekommen, fehlt Ihnen auch Eisen, da Kupfer für die Assimilation von Eisen benötigt wird.

Kupfer kann bei einer Dosis von über 35 Milligramm pro Tag giftig sein. Anzeichen für eine Überdosierung sind Kopfschmerzen, Schwindel, Magenschmerzen, Übelkeit, Erbrechen und Durchfall. In Extremfällen kann eine Überdosierung sogar zu Koma und schließlich zum Tod führen.

Kupfer

Empfohlene Tagesdosis/Erwachsene: 2 Milligramm

Beste Nahrungsmittelquellen: Fisch und Meeresfrüchte, Leber, Fleisch, Geflügel, Vollkorn, Nüsse, grüne Blattgemüse, Hülsenfrüchte, Avocados, Sojabohnen, Eier und Blumenkohl.

Der Anteil an metallischen Elementen in einem Nahrungsmittel ist immer vom Boden abhängig, auf dem es angebaut wurde.

Kobalt

Menschen können Kobalt lediglich in der Form von Vitamin B_{12} aufnehmen, in dem es enthalten ist. Vieh kann das Weideland abgrasen oder mit Kobalt zusätzlich gefüttert werden und es dann in Vitamin B_{12} umwandeln, aber für Menschen sind Nahrungsmittel, die Kobalt nicht in der in Vitamin B_{12} auftretenden Form enthalten, giftig. Der einzige Grund, Kobalt als essenzielles Spurenelement zu bezeichnen, liegt darin, dass es zufällig Bestandteil von Vitamin B_{12} ist, das wiederum als lebensnotwendig gilt. Es existiert keine verlässliche vegetarische Quelle für Kobalt in Vitamin B_{12}. (Ich habe eine Studie gelesen, in der berichtet wurde, dass das in Speisealgen vorkommende B_{12} nicht vom Körper aufgenommen wird, weiß jedoch nicht, ob diese Erkenntnis endgültig ist. In jedem Fall kommt Vitamin B_{12} in hohem Maße in Chlorella vor, einer nährstoffreichen Speisealge, die in fast allen Naturkostläden erhältlich ist.)

Kobalt
Empfohlene Tagesdosis/Erwachsene: Nicht notwendig

Chrom

Ebenso wie Jod ist Chrom ein Spurenelement mit einer Fülle von Aufgaben. In den 1950er Jahren fand Dr. Henry Schroeder heraus, dass die Mehrzahl der Amerikaner bei Erreichung des 25. Lebensjahres an Chrommangel litt, obwohl sie mit einer ausreichenden Menge an Chrom im Körper geboren wurden. Bei mehr als 25 Prozent der Erwachsenen konnte über Jahrzehnte hinweg kein Chrom im Blut festgestellt werden. Bei den meisten konnte zwar Chrom nachgewiesen werden, doch immer noch zu wenig. Chrommangel ist für Krankheitsbilder wie Diabetes mitverantwortlich, was nicht weiter erstaunlich ist, wenn man den Hintergrund von Chrom ein wenig näher betrachtet.

In der Natur enthalten sämtliche stark zuckerhaltigen Nahrungsmittel, wie beispielsweise Zuckerrohr oder Zuckerrüben, Chrom. Beim Raffinieren werden dann sämtliche Vitamine und

Mineralstoffe aus dem Rohstoff entzogen, bis nichts als Zucker-puder oder -kristalle übrig bleiben. Erst in den letzten Jahrzehn-ten stellten Wissenschaftler fest, dass Mutter Natur sehr wohl wusste, warum sie eine Verbindung zwischen Chrom und Zucker schuf, denn eine der Aufgaben von Chrom besteht in der Beteili-gung am Zuckerstoffwechsel im Körper. Es verbindet sich mit dem B-Vitamin Niazin und Aminosäuren, um den Glukose-Tole-ranz-Faktor zu bilden, den das Insulin für seine Reaktion auf den Blutzucker benötigt. Insulin ist ein Hormon, das von den Beta-zellen der Langerhans-Inseln in der Bauchspeicheldrüse gebildet und freigesetzt wird. Steigt der Blutzucker zu sehr an, schickt das Insulin einen großen Teil des Zuckers zur Speicherung in die Leber und dirigiert den Rest in die Zellen. Ein zu hoher Zucker-anteil im Blut lässt es zu dick werden, so dass es die Nierenka-näle verstopft, und die Linse im Auge schädigt, genauso wie die Nervenhüllen und die roten Blutkörperchen. Doch bevor dies ge-schehen kann, sorgt das Insulin dafür, dass ein Teil des Blutzu-ckers eingelagert und der Rest in die Zellen befördert wird, wo er zu Energie umgewandelt wird. Der Glukose-Toleranz-Faktor er-möglicht, dass die Zuckerregulierung durch das Insulin und die Aufnahme in die Zellen dreimal effektiver funktioniert.

Chrom aktiviert die Enzyme, die für den Stoffwechsel von Fet-ten und Kohlehydraten verantwortlich sind. Enthält die tägliche Ernährung ausreichend Chrom, kann der Cholesterinspiegel um 15 Prozent auf insgesamt rund 42 Prozent gesenkt werden, was sich in einer Verringerung des Risikos für Herzkranzgefäßer-krankungen niederschlägt. Chrom konkurriert mit Eisen beim Proteintransport und kann die Vermeidung von Diabetes und Hy-poglykämie begünstigen, sofern es ständiger Teil der Ernährung ist.

Mangelerscheinungen zeigen sich in vermehrten Fettsäuren und einem erhöhten Cholesterinspiegel im Blut, Blutzuckerstörungen und Nervenirritationen. Das höchste Risiko besteht für ältere Menschen, für Sportler, die ihrem Körper viel abverlangen (z. B. Läufer), und Schwangere.

Chrom

Empfohlene Tagesdosis/Erwachsene: 120 Mikrogramm
Beste Nahrungsmittelquellen: Bierhefe, Kalbsleber, schwarzer Pfeffer, Käse, Austern, Weizenkleie, Vollkornbrot, Roggenbrot, gelbes Maismehl und Chilischoten.

Mangan

Ärzte und Ernährungsspezialisten waren verblüfft, als sie sahen, dass Patienten mit künstlicher Ernährung zwar ausreichend Kalzium mit ihrer Flüssignahrung erhielten, es jedoch nicht aufnehmen konnten. Sie entdeckten, dass eine geringe Menge an Mangan für die Kalziumresorption notwendig war. Sie wussten zwar, dass Kupfer und Zink nötig dafür waren, doch Mangan war damit ebenfalls ein Element, das auf die Liste der Ernährungsbestandteile gesetzt werden musste. Die Mehrzahl der Erwachsenen hat zwischen 10 und 20 Milligramm Mangan im Körper, wobei das meiste davon in der Leber, den Nieren und Knochen gespeichert wird.

Mangan wird für mehrere wichtige Körperfunktionen benötigt. Ein Enzym, das die freien Radikale bekämpft, braucht Mangan in seiner Funktion als Koenzym. Einige Enzyme, die für den Stoffwechsel von Fetten und Cholesterin, den Aufbau von Proteinen und der Synthese von Nukleinsäuren verantwortlich sind, benötigen ebenfalls Mangan. Dieses Element ist von größter Bedeutung bei der Bildung des Neurotransmitters Dopamin. Epileptikern und Schizophrenen fehlt sehr häufig Mangan.

Manganmangel zeigt sich in einem niedrigen Energielevel und Müdigkeit, in häufigen Rückenschmerzen, Hautschädigungen und Nervenbeschwerden. Ebenso kann ein Mangel zu Abbau von Knochen und Knorpeln sowie Bandscheibenschäden führen, weiterhin können Herzrhythmus- und Fruchtbarkeitsstörungen, Schwindel, Geburtsfehler und Wachstumsstörungen auftreten. Wird der Mangel nicht behoben, hat dies Krampfanfälle zur Folge.

Mangan
Empfohlene Tagesdosis/Erwachsene: 2 Milligramm
Beste Nahrungsmittelquellen: Haselnüsse, Walnüsse, Buchweizen, Blätter der Weißen Rübe, Rote Bete und sonstigen Rübensorten, Rosenkohl, Hafermehl, Hirse und Maismehl.

Molybdän
Molybdänmangel kommt ausgesprochen selten vor, da dieses Element in vielen Nahrungsmitteln enthalten ist. Eine Überdosis blockiert die Aufnahme von Kupfer, was zu Blutarmut führen kann. Ein lang anhaltender Kupfermangel führt zur Demineralisierung der Knochen. Molybdän ist ein essenzielles Element, da es in drei Enzymen benötigt wird – einem Enzym, das die Eisenreserven in der Leber mobilisiert, einem für den Fettstoffwechsel und einem weiteren für den Abbau von Sulfiten.

Molybdän
Empfohlene Tagesdosis/Erwachsene: 75 Mikrogramm
Beste Nahrungsmittelquellen: Linsen, Rinderleber, halbe Erbsen,
Blumenkohl, Weizenkeime, brauner Reis, Spinat, Knoblauch, Eier
und grünes Blattgemüse.

Selen

Selen und Vitamin E wird nachgesagt, dass sie ihre Aufgabe, freie
Radikale zu zerstören, das Herz vor Angina pectoris zu schützen
und die durch Herzkranzgefäßerkrankungen eingeschränkte
Blutzirkulation zu verbessern, als hervorragendes Team bewälti-
gen.

Dasselbe Team tritt auch in Erscheinung, wenn es darum geht,
die Lebensqualität von Muskeldystrophiepatienten (einer schwe-
ren Muskelschwäche) zu steigern, Autoimmunkrankheiten wie
Osteoarthritis und rheumatische Arthritis zu lindern und das Immunsystem zu stärken.

Tritt es einzeln auf, kann Selen das Energiepotenzial erhöhen,
Linsentrübung verhindern und die typischen Schmerzen und
Steifheit bei Arthritis mildern. Es bindet sich an giftige Metalle,
wie beispielsweise Quecksilber, Kadmium, Silber und Thallium,
und sorgt für deren Abtransport aus dem Körper. Es schützt die
Zellmembranen in der Leber, den Nieren sowie in Herz und Lungen. Selen ist notwendig für die Bildung von Prostaglandinen,
das heißt Gewebshormonen, die den Blutdruck negativ beein-
flussen, und verringert die Blutgerinnung, was das Herzinfarkt-
und Schlaganfallrisiko senkt. Es wird allgemein als wichtig für
die Reproduktion betrachtet. Selen kommt in hoher Konzentra-

tion in der Leber, der Milz, den Nieren und im Herz vor. Einige Ärzte und Ernährungsspezialisten empfehlen eine tägliche Dosis von 200 Mikrogramm.

Noch immer ist Selen nicht bis ins letzte Detail erforscht. Es kann bei der Vermeidung zahlreicher Krankheiten helfen, einschließlich Herzkranzgefäßerkrankungen, Leberzirrhose auf Grund von Alkoholmissbrauch, Emphysem, Arthritis, Bluthochdruck und Krebs.

Ein Mangel an Selen zeigt sich durch vorzeitige Alterung, Linsentrübung, verzögertes Wachstum, Lebernekrose sowie – bei einem lange anhaltenden Mangel – Herzkrankheit und Krebs.

Selen
Empfohlene Tagesdosis/Erwachsene: 70 Mikrogramm
Beste Nahrungsmittelquellen: Leber, Bierhefe, Brokkoli, Weißkohl, Pilze, Sellerie, Fisch und Meeresfrüchte, Zwiebeln, Knoblauch, Vollkorn, Gurken und Rettiche.

Die unterschätzten, aber potenziell unentbehrlichen Spurenelemente

Vier Spurenelemente – Nickel, Vanadium, Zinn und Arsen – werden als potenziell lebensnotwendig für den Menschen betrachtet. Versuche jedenfalls haben ergeben, dass Tiere diese Elemente benötigen. Die Frage ist, ob dies für Menschen ebenso gilt. Bislang konnten etliche Patienten durch künstliche Ernährung über 30 Jahre oder sogar noch länger auch ohne diese vier Elemente am Leben gehalten werden. Dennoch finden sie sich im Körper der meisten Menschen. Deshalb werde ich kurz beschreiben, was über sie bekannt ist, bevor ich zur nächsten Gruppe der Spurenelemente übergehe.

Nickel

Nickel aktiviert einige Enzyme, die in den Hormon- und Fettstoffwechsel involviert sind und schützt die Zellmembranen. Es aktiviert auch Trypsin, Arginase und Karboxylase in der Leber. Blutarmut auf Grund von Eisenmangel kann sich durch Nickelmangel noch verstärken. Versuche mit Hühnern haben gezeigt, dass sich bei einem Nickelentzug in ihrer Nahrung die Beine veränderten. Das Experiment wurde mit anderen Tieren wiederholt, was einen erneuten Beweis für die Notwendigkeit von Enzymen, die durch Nickel aktiviert werden, ergab. Man vermutet, dass Nickel *irgendetwas Wesentliches* mit seinen Koenzymen im menschlichen Körper tut, ohne genau zu wissen, was es ist. Obwohl es künstlich ernährten Patienten auch ohne Nickel gut geht, ist Nickel offensichtlich gut für die Gesundheit. Doch ist es auch lebensnotwendig?

Nickel

Beste Nahrungsmittelquellen: Fisch und Meeresfrüchte, Getreidekörner, hydrierte Fette, Buchweizen, Hülsenfrüchte, Samen, Weißkohl, Brokkoli und Blumenkohl.

Vanadium

Die Bedeutung von Vanadium wurde durch Versuche mit Laborratten ermittelt, die ihr Fell verloren, Haut- und Wachstumsprobleme und Hautverletzungen aufwiesen, als Vanadium ihrer ansonsten vollwertigen Ernährung entzogen wurde. Vor einiger Zeit wurde bewiesen, dass sich Vanadium in den meisten Körpergeweben befindet und das Natrium im Körper regulieren hilft, was es durchaus als essenziell qualifizieren könnte.

Vanadium

Beste Nahrungsmittelquellen: Leber, Fisch und Meeresfrüchte, Fleisch, Gemüseöle, Hülsenfrüchte, Rettich und Dill.

Zinn

Im Tierversuch hat sich gezeigt, dass sich Zinnmangel negativ auf das Wachstum und die Bildung von Hämoglobin auswirkt. Ist nicht genügend Eisen und Kupfer verfügbar, die diesen Mangel ausgleichen können, droht Blutarmut. Schätzungsweise 3–4 Milligramm Zinn sollten pro Tag aufgenommen werden.

Es wird häufig in der Industrieproduktion verwendet und gelangt meist als Schadstoff über die verschmutzte Luft in den menschlichen Körper. Bis heute ist noch nicht bekannt, ob es über die Lungen in die Körpergewebe gelangt. Schätzungsweise nimmt man ca. 4 Gramm täglich über die Nahrung zu sich.

Arsen

Jeder weiß, dass Arsen in mehrfacher Hinsicht giftig ist. Aber als dieses Spurenelement der Nahrung von Laborratten entzogen wurde, hörten sie auf zu wachsen, bekamen ein struppiges Fell, und ihre Milz vergrößerte sich erheblich. Wir alle haben ein ganz klein wenig Arsen im Körper. Aber tut Arsen irgendetwas Essenzielles? Das werden uns Zeit und weitere Forschung irgendwann sagen können. Derzeit sind keine Nahrungsmittelquellen für Arsen bekannt.

Die hilfreichen, aber entbehrlichen Spurenelemente

Bor

Was für die Erwähnung von Bor in diesem Buch spricht, ist seine wesentliche Bedeutung für die Knochenbildung, da es die Resorption von Kalzium im Körper erleichtert. Das amerikanische Landwirtschaftsministerium veranlasste eine Versuchsreihe, in der Frauen nach der Menopause eine tägliche Dosis von 3 Milligramm Bor pro Tag verabreicht wurde. Man fand heraus, dass die Probandinnen, die das Bor zu sich nahmen, über einen Zeitraum von acht Tagen 40 Prozent weniger Kalzium, 33 Prozent weniger Magnesium und etwas weniger Phosphor verloren als die Kontrollgruppe. Das bedeutet zwar nicht, dass Bor Osteoporose verhindern kann, den Krankheitsverlauf jedoch deutlich verlangsamt.

Bor
Beste Nahrungsmittelquellen: Grüne Blattgemüse, Obst, Nüsse, Samen und Vollkorn.

Man nimmt an, dass eine ausgewogene Ernährung ausreichend Bor liefert, das heißt etwa 1,5–3 Milligramm. Ein weiteres Ergebnis dieses Experimentes war, dass bei den Probandinnen, die das Bor zu sich nahmen, eine deutliche Erhöhung an aktivem Östrogen und Testosteron beobachtet werden konnte.

Silizium

Dieses Knochenbildner-Element ist bekannt, seit Professor Koenig zu Beginn des 20. Jahrhunderts seine Liste der chemischen Bestandteile des menschlichen Körpers veröffentlichte.

Silizium ist das Element, das auf der Welt am häufigsten vorkommt. Da es dort gelagert wird, wo neue Knochen gebildet werden, nimmt man an, dass es eine wesentliche Rolle bei der Bildung von Knochen und Bindegewebe spielt. Man geht ebenfalls davon aus, dass es für Haare, Nägel und die Haut wichtig ist, obwohl künstlich ernährte Patienten auch ohne Bor gesunde Haare, Nägel und Haut besitzen.

Silizium
Beste Nahrungsmittelquellen: Vollkorn, Haferstrohtee, Fisch und Meeresfrüchte, Sojabohnen, Paprikaschoten, Rüben, Schachtelhalm und grüne Blattgemüse.

Strontium

Strontium ähnelt in seinen physikalischen Eigenschaften dem Kalzium und kommt in den menschlichen Knochen vor. Es kann das Knochenwachstum stimulieren und gegen Zahnfäulnis vorbeugen. Untersuchungen haben ergeben, dass Strontium an der

Energieproduktion in den Zellen beteiligt ist. Es ist ungiftig. Dennoch wurde bislang noch kein Beweis erbracht, dass es lebensnotwendig ist.

Germanium

In den 1970er Jahren wagte ein japanischer Ingenieur einige kühne Behauptungen zur Bedeutung von Germanium für die menschliche Gesundheit. Er hatte ein Produkt namens Ge-132 entwickelt. Die Russen nahmen sich seiner Forschungsergebnisse an und kündigten 1989 an, dass die Reproduktion von HIV in Reagenzglasversuchen durch ein synthetisches Germaniumprodukt gehemmt werden könnte. Aus der Tatsache, dass man nie wieder etwas über das Germanium aus Russland gehört hat, schließe ich jedoch, dass keine weiteren Fortschritte mit Ge-132 erzielt wurden.

Es gibt keinen Beweis dafür, dass Ge-132 das Immunsystem stimuliert. Es könnte sich dennoch herausstellen, dass es das Wachstum einiger Krebsarten hemmen könnte. Die Viruskrankheit Epstein-Barr-Syndrom wurde ebenfalls erfolgreich mit Ge-132 behandelt. Bis zum heutigen Tage ist jedoch nicht bewiesen, dass Germanium als Koenzym fungiert oder für die Bildung eines für den Stoffwechsel wichtigen Proteins notwendig ist.

Der Anhang: Die giftigen Metalle

Giftige Schwermetalle wie Quecksilber, Blei, Kadmium und andere gelangen meist über das Wasser, mit der Nahrung und durch Industrieproduktion verschmutzte Luft in den menschlichen Körper und werden durch die Lungen, die Haut und das Verdauungssystem aufgenommen. Sobald sie sich im Körper befinden, lagern sie sich in bestimmten Organen ab. Woher kommen sie? Luftverschmutzung durch die Industrie, Chemikalien am Arbeitsplatz, Zigarettenrauch, Zusatzstoffe in Nahrungsmitteln, Pestizidrückstände, Kfz-Abgase, Lebensmittelcontainer, Dämpfe aus Büromöbeln, saurer Regen, Farbe oder natürliche Quellen?

Die Giftigkeit eines Metalls ist relativ. Die meisten Metalle sind in einer bestimmten Konzentration giftig, doch ich möchte meine Liste auf diejenigen beschränken, die bereits in niedriger Konzentration sehr giftig sind. Zu den chemischen Elementen, die zwar nicht lebensnotwendig sind, doch im Körper der meisten Menschen vorkommen, gehören Aluminium, Beryllium, Lithium, Silber, Kadmium, Zinn, Antimon, Tellur, Zirkon, Niobium, Titanium, Barium, Gold, Quecksilber, Blei und Wismut. Von diesen Metallen sind Barium, Zirkon, Niobium, Titanium, Wismut, Gold und Silber in den Dosen, wie man sie üblicherweise aus der Umgebung (inklusive Nahrung und Wasser) aufnimmt, nicht giftig. Im Tierversuch hat sich gezeigt, welche chemischen Elemente die Lebenszeit verkürzen können. Dazu gehören Kadmium, Zinn, Antimon, Tellur, Quecksilber und Blei. Nachstehend finden Sie einige Basisinformationen über diese Elemente.

Quecksilber

Quecksilber wird in großen Mengen in der Industrie verwendet, und über Jahre hinweg wurden seine Abfälle in Flüsse, Seen und das Meer geleitet. Aus dem Wasser bahnte sich das Quecksilber seinen Weg in die Fische und von den Fischen in die Menschen, die die Fische aßen. Die verschmutzte Luft enthält wahrscheinlich Quecksilberverbindungen aus dem industriellen Gebrauch von Kohle. Quecksilber findet sich auch in den Pestizidrückständen der Nahrungsmittel. Unglücklicherweise gelangen 10 Prozent des aufgenommenen Quecksilbers ins Gehirn und schädigen die Nerven. Generell verursacht Quecksilbervergiftung genetische Schäden und Anomalien beim Fötus. Eine Vergiftung mit Methylquecksilber hat Koordinationsverlust, mentale Funktionsstörungen, Sehschwierigkeiten und Hörverlust zur Folge. Quecksilber ist Bestandteil von Zahnfüllungen, doch signifikante Vergiftungserscheinungen ließen sich bei Menschen mit derartig behandelten Stoffen bis jetzt nicht beobachten. Dennoch versuchen einige Zahnärzte ihre Patienten zu überzeugen, ihre alten Amalgam-Quecksilber-Füllungen komplett entfernen zu lassen und durch weniger reaktionsfreudige Füllmaterialien zu ersetzen.

Frühe Anzeichen für eine Quecksilbervergiftung reichen von Verdauungsproblemen, wie zum Beispiel vermehrter Speichelbildung, Entzündung der Mundschleimhaut und Durchfall, bis zu neurologischen Beschwerden, wie starkes Zittern, Schwindel, Stimmungsschwankungen, Niedergeschlagenheit und Depression. Bereits die geringe oral aufgenommene Menge von 100 Milligramm verursacht Vergiftungssymptome. Quecksilberchlorid aber ist ein tödliches Gift.

Blei

Dieses Schwermetall gilt als das gefährlichste Umweltgift des 20. Jahrhunderts, das insbesondere für die Luftverschmutzung durch sein Vorhandensein im Benzin verantwortlich gemacht wird. Eine Aufnahme oder das Einatmen von Blei schädigt das Gehirn, das periphere Nervensystem, die für die Blutbildung verantwortlichen Organe und den Magen-Darm-Trakt. Symptome einer Bleivergiftung zeigen sich in Appetitverlust, Blutarmut,

Gewichtsverlust, Müdigkeit und Erbrechen. Am Ende stehen Krampfanfälle, Koma und der Tod. Besonders für Kinder besteht ein hohes Risiko, wenn sie bleihaltiger Luft ausgesetzt sind. Seit 1970 versuchte man, bleihaltiges Benzin schrittweise abzuschaffen, was in den USA auch bis 1995 gelang, dennoch sind immer noch hohe Konzentrationen von Blei in städtischen Regionen in der Luft, auf Grund des Einsatzes von Kohle als Brennmaterial in der Industrie. Blei lagert sich in Knochen und anderen Geweben ab.

Kadmium

Kadmium sorgt für ein besonderes Problem: Es ähnelt dem Element Zink chemisch so sehr, dass es dieses Element sogar ersetzen kann, wenn es nicht in ausreichender Konzentration im Körper vorhanden ist, das Kadmium selbst aber in ausreichender Menge. Zink ist an über zweihundert Enzymreaktionen in den verschiedensten Abläufen des menschlichen Stoffwechsels beteiligt. Ersetzt Kadmium das Zink in diesen Enzymen, verändert dies natürlich das Resultat der Prozesse, und es treten zahlreiche Fehlfunktionen auf. Kadmiumquellen sind Nikotin, mit Zink galvanisierte Nahrungsmittelcontainer, Leitungswasser, fettreiche Nahrungsmittel, Kochöle, Nahrungsmittel in Dosen, raffinierte Lebensmittel, Kaffee, Tee und alkoholische Getränke. Wasserleitungen aus Plastik, Kupfer und Eisen leiten Kadmium in die Trinkwasservorräte. In weichem Wasser kommt Kadmium in relativ hoher Konzentration vor. Das typischste Symptom für eine Kadmiumvergiftung ist Nierenversagen.

Weitere Anzeichen für eine Vergiftung sind Übelkeit, Erbrechen und Durchfall sowie Darmkrämpfe. Bei langzeitigen Belastungen sind Symptome wie Erschöpfung, Schwindel, akutes Nie-

renversagen, Lungenödem bekannt, und sogar der Tod ist nicht
ausgeschlossen.

Tellur

Hier handelt es sich um ein nichtmetallisches Element, das neben Schwermetallen in Erzen auftaucht und in zahlreichen verschiedenen Industrieprozessen zum Einsatz kommt. Es wird in
Gummi und in Legierungen mit nicht eisenhaltigen Metallen verwendet. Nahezu jeder kommt mit diesem Element in Berührung.
Im Rahmen der Ernährung taucht es in der Öffnungsvorrichtung
von Dosen auf. Durch das Öffnen des Metalldeckels gehen etwa
8 Milligramm Tellurausfall in das jeweilige Nahrungsmittel über
und werden von den Menschen unwissentlich aufgenommen.
Tellur verleiht dem Atem einen stechenden Geruch nach Knoblauch.

Anzeichen von Vergiftung zeigen sich in Hautverletzungen,
dem Verlust der Schweißbildung und in Verdauungsstörungen.

Thallium

Thallium wurde über einige Jahre als Enthaarungsmittel benutzt,
bis sich herausstellte, dass dieses Element giftig ist. Bei denjeni-
gen, die ihm über längere Zeit ausgesetzt waren, tauchten chronische Vergiftungssymptome auf. Thallium ist bekannt als Bestandteil von Rattengift und als Hülle von Getreidesaat. Immer
wieder kommt es vor, dass Menschen mit Thallium versetztes
Getreide verzehren, was fatale Folgen für ihre Gesundheit hat.

Die Symptome für eine Thalliumvergiftung sind Übelkeit, Erbrechen, Kopf- und Magenschmerzen, blutiger Durchfall, erhöhte Leberenzyme, Lethargie, heftiges Zittern, Delirium, Koma und
schließlich der Tod.

Zinn

Ich führe Zinn als giftiges Spurenelement an, obwohl es gleichzeitig als potenziell essenzieller Nähstoff gilt. Bei Ratten verringerte sich die Lebensdauer deutlich, nachdem man sie mit einer Konzentration von 5 ppm im Wasser gefüttert hatte, außerdem war ihre Leber geschädigt. Zinn sammelt sich im Herzmuskel, ohne eine Schädigung herbeizuführen, im Dünndarm hingegen konkurriert es mit Kupfer und nimmt ihm die Fähigkeit, die Resorption von Eisen im Blutkreislauf zu unterstützen. Das einzige Symptom in diesem Fall ist Blutarmut. Die Mengen, die über den Genuss leicht säurehaltiger Fruchtsäfte aus »historischen« Zinnbechern (das heutige Zinngeschirr ist mit einer entsprechenden Schutzschicht versehen) in den menschlichen Körper gelangten, sind nicht dafür bekannt, dass sie gesundheitliche Beschwerden verursacht hätten.

Aluminium

Im Tierversuch hat das Aluminium zwar nicht die Lebensdauer von Laborratten verkürzt, aber über seine Auswirkungen auf den menschlichen Organismus wissen wir doch nun so viel, dass wir es zu den giftigen Spurenelementen zählen können. Antazida, das heißt Medikamente gegen Übersäuerung, die Aluminium enthalten, können die Resorption von Phosphor und Kalzium aus dem Dünndarm verhindern. Aluminium zerstört Vitamine; seine Salze sind für die Verfettung der Leber und Nieren verantwortlich und schwächen das Gewebe des Magen-Darm-Systems.

Aluminiumquellen sind einige Nahrungsmittel (insbesondere Tafelsalz und Backpulver), Trinkwasser, Antazida (Magensäure bindende Mittel), Kochgeschirr, Aluminiumfolie, Deodorants, Emulgatoren in der Nahrung sowie Bleichmittel in Weizenmehl.

Es wird vom Körper leicht aufgenommen und lagert sich im Gehirn, den Lungen, der Leber, der Schilddrüse und den Arterien ab. Stark säurehaltige Nahrungsmittel wie Rhabarber lösen beim Kochen in Aluminiumgefäßen eine große Menge dieses Metalls. Im Durchschnitt nimmt man zwischen 10 und 100 Milligramm pro Tag auf, je nach Lebensgewohnheiten, Ernährung, Leitungswasser, Medikamenteneinnahme und Lebensumgebung.

Folgen einer Überdosis können Appetitverlust, Verstopfung, Übelkeit, Hautprobleme, Müdigkeit und verstärktes Schwitzen sein. Adelle Davis empfahl, als Gegenmittel Magnesium zuzuführen. Ständige Aufnahme von Aluminiumsalzen kann zu Taubheit in manchen Körperteilen sowie Lähmungserscheinungen führen.

Antimon

Bei Ratten riefen Antimongaben Herzerkrankungen hervor und führten zu einer Verkürzung der Lebensdauer, so dass es als giftiges Element klassifiziert wurde. Es gibt Berichte darüber, dass Menschen sich durch Speisen, die in Emailgeschirr serviert waren, in dem sich Antimon gelöst hatte, vergiftet hatten. Nahezu 6 Milligramm dieses Elements kommen im menschlichen Körper vor. Krankheitssymptome auf Grund zu hoher Aufnahme sind nicht bekannt.

Säfte für Ihr Leben

Es sollte Ihnen bewusst sein, dass mit einem Leben mit Säften nicht einfach nach Belieben begonnen und wieder aufgehört werden kann. Die Qualität und die Länge Ihres Lebens hängen davon ab, dass Sie regelmäßig den Bedürfnissen Ihres Körpers an Nährstoffen nachgeben. Und ein langes Leben wird geradezu bedeutungslos, wenn Leben zu Krankheit, Beschwerden und einer Arztrechnung nach der anderen degeneriert. Ein langes Leben *und* eine hohe Lebensqualität sind ein wertvolles Gut.

Einer der Gründe, warum ich mich über den Saft-Trend so freue, der sich zumindest in meinem Heimatland USA durchzusetzen scheint, ist, dass er vielleicht ein Zeichen dafür sein könnte, dass die Menschen sich von dem übertriebenen Genuss von Proteinen, fetthaltigen und salzigen Speisen und Milchprodukten verabschieden, die, wie ich befürchte, uns auf kurz oder lang umbringen werden. Ich höre immer noch viel zu viele Männer sagen, sie seien »Fleisch-und-Kartoffel-Männer«, obwohl auch diese Gruppe langsam kleiner wird.

Doch es gibt noch einen weiterer Grund, warum ich von Menschen, die Säfte trinken, so beeindruckt bin: Ich glaube nämlich, dass derzeit ein neues Bewusstsein für die eigene Gesundheit entsteht. Eine Möglichkeit, um die ständig steigenden Kosten für die Gesundheitsversorgung in den Griff zu bekommen, ist einfach, gesund zu bleiben und sich damit gar nicht erst in die Nähe von Krankenhäusern und Arztpraxen zu begeben.

Andere Länder, andere Sitten

Auf all meinen Reisen waren die Orte, an denen ich die ältesten Menschen getroffen habe (wie im Hunza-Tal, im Kaukasus, in der Türkei und in Vilcambra in Ecuador), keine städtischen Regionen, nie kulturell hoch entwickelt und nie von den Reichen und Berühmten bevölkert.

Menschen, die in sehr armen Gegenden mit nährstoffreichen Böden und begrenzten Lebensmittelressourcen geboren werden, nehmen nicht derart »schmale« Mahlzeiten zu sich, weil sie es gerne tun. Es geht ganz einfach nicht anders. Und genau darin liegt eines ihrer Geheimnisse – sie essen wenig und leisten jeden Tag schwere körperliche Arbeit. Müssen wir dazu gezwungen werden, das zu tun, was gut und richtig für uns ist? Das bereitet mir wirklich Sorgen, denn die Zustände scheinen allmählich wirklich weltweit auszuarten.

Einer der alten Männer, mit denen ich im Kaukasus gesprochen habe, antwortete auf meine Frage »Welchen Rat können Sie mir geben, dass man so lange leben kann?« mit »Einfach weiteratmen.« Der frühere Bienenzüchter war bereits über 100 Jahre alt. Das einzige weiterverarbeitete Lebensmittel, mit dem er in seinem ganzen Leben in Berührung gekommen war, war das zwischen Steinen gemahlene Mehl.

Gesundheit muss man sich verdienen

Ich freue mich zwar über den Säfte-Trend, aber gleichzeitig hoffe ich, dass Sie und Ihre Freunde sich darüber im Klaren sind, dass eine gute Gesundheit kein Geschenk des Schöpfers ist. Es ist vielmehr eine Gelegenheit zu zeigen, wie sehr Sie das Geschenk des Lebens schätzen, indem Sie täglich an der Aufrechterhaltung Ihres Wohlbefindens arbeiten.

Von wahrer Lebensfreude kann man lediglich sprechen, wenn sie sich in guter Gesundheit und der Fähigkeit, das Leben zu verstehen und zu schätzen, ausdrückt. Es ist schwer, sich gut zu fühlen, wenn es einem eigentlich schlecht geht. Und der richtige Weg, sich um unsere Schmerzen und Beschwerden zu kümmern, liegt darin, sie zu verhindern. Und dies sollten wir dadurch tun, dass wir unser Leben selbst in die Hand nehmen und uns für den richtigen Lebensstil entscheiden.

Gute Gesundheit muss man sich verdienen. Kennen Sie irgendetwas, wofür es sich mehr lohnen würde zu arbeiten als für Ihre Gesundheit?

Ich hoffe, Sie haben auch weiter Freude an der Saftzubereitung, aber gleichzeitig wünsche ich mir, dass Sie für eine Minute in Ruhe über Ihre Gesundheit nachdenken. Möchten Sie sich auch noch im Alter einer guten Gesundheit erfreuen? Wünschen Sie sich die Energie und Motivation, dass Sie ein interessantes, erfülltes Leben leben können? Wollen Sie Ihre Ziele erreichen und sich der Bedeutung dieser Leistung bewusst sein?

Vergessen Sie nicht, Sie bereiten Säfte für Ihr Leben zu, und wenn Sie sich wünschen, dass dieses Leben auch weiterhin so schön bleiben soll, dann entscheiden Sie sich für die Lebensweise, deren Nebenwirkungen Zufriedenheit und Glück heißen.

Kinder trinken und bereiten Säfte zu

Die Nahrungsmittel, die eine werdende Mutter zu sich nimmt, bestimmen die Ernährung des sich entwickelnden Embryos. Die in diesem Buch vorgestellten Säfte können der Versorgung mit den Vitaminen, Enzymen, Mineralstoffen und anderen Nährstoffen dienen, die für die Gesundheit von Mutter und Kind während und nach der Schwangerschaft und Geburt wichtig sind. Ich persönlich bin der Ansicht, es ist besser, die Vitamine und Mineralstoffe aus der Nahrung zu beziehen als aus Tabletten.

Die Muttermilch stellt zweifellos die beste und gesündeste Nahrung für das Neugeborene dar. In den ersten drei Tagen des Stillens nimmt das Baby eine proteinhaltige Flüssigkeit namens Kolostrum aus der Muttermilch auf, die die Globuline und andere Immunfaktoren liefert, die den kleinen Menschen vor zahlreichen Krankheiten und Beschwerden schützen, bis sein eigenes Immunsystem vollständig funktioniert.

Während seiner ersten Lebensmonate bezieht das Kind alle lebensnotwendigen Nährstoffe aus der Muttermilch, und wenn die Mutter nicht stillen kann, sollte das Kind mit frischer, roher Ziegenmilch, die der Muttermilch am ähnlichsten ist, gefüttert werden. Eine stillende Mutter sollte täglich zwei Tassen Saft aus Möhren, Sellerie und Petersilie trinken. Möchte sie den Milchfluss steigern, sollte sie für mehr grünes Gemüse in Saftform oder in fester Form auf ihrem Speiseplan sorgen. Dadurch ist gewährleistet, dass die Muttermilch all die Nährstoffe enthält, die das Baby für ein gesundes Wachstum braucht.

Die ersten Säfte für Ihr Baby: Fruchtsäfte selbst gemacht

Die Muttermilch ist eine vollwertige Nahrung, die sämtliche für das Neugeborene wichtigen Nährstoffe liefert. Doch es kommt der Zeitpunkt, wo sie nicht mehr ausreicht, um das Kind mit allem zu versorgen, was es für sein Wachstum benötigt. Zu diesem Zeitpunkt wird man das Baby zusätzlich mit fester Nahrung füttern. (Ich empfehle Ihnen, die Babynahrung selbst zuzubereiten und dafür organisch angebautes Getreide, Obst, Gemüse usw. zu verwenden.) Es gibt Bücher, in denen Sie nachlesen können, wie man diese Nahrung ohne künstliche Zusatzstoffe herstellen kann.

Der Zeitpunkt, Ihr Baby seinen ersten Saft als sinnvolle Nahrungsergänzung trinken zu lassen, ist meiner Ansicht nach gekommen, wenn das Kind sein Geburtsgewicht mindestens verdoppelt hat und wenigstens 13 Pfund wiegt. Zu dieser Zeit sollte das Baby etwa acht- bis zwölfmal am Tag gestillt werden oder mindestens 1 Liter Flaschenmilch trinken. Manche Ärzte sagen auch, der richtige Zeitpunkt sei mit etwa sechs Monaten gekommen oder wenn das Kind selbst aus einer Schnabeltasse trinken kann.

Die ersten Säfte für Ihr Kind sollten aus Äpfeln, weißen Trauben und Birne bestehen. Bereiten Sie diese Säfte selbst zu, und sorgen Sie dafür, dass kein Fruchtfleisch darin herumschwimmt. Verdünnen Sie den Saft zur Hälfte mit destilliertem Wasser oder Umkehrosmosewasser (ein besonders gefiltertes Wasser).

Ich empfehle ebenfalls, an diesem Wendepunkt im Leben Ihres Babys alle zwei Tage einen Teelöffel Grüngemüsesaft in seine Milchflasche zu geben. Dieser Saft kann aus Spinat, Brokkoli, Petersilie oder Weizengras bestehen. Nehmen Sie bitte nur einen

Teelöffel voll, da dieser Saft sehr konzentriert und hoch wirksam ist. Er liefert Eisen (was in der Milch nicht ausreichend vorkommt), Elektrolyte und Chlorophyll, das eine günstige Darmflora fördert. Durch Eisenmangel bedingte Blutarmut taucht recht häufig bei Kleinkindern über sechs Monaten auf, die viel Milch und wenig feste Nahrung bekommen.

Saftkombinationen, wie beispielsweise Apfel-Guave, Karotte-Sellerie, Apfel-Karotte, Karottenmilch, Mango-Apfel, Birne-Pflaume und viele andere, können Sie Ihrem Kind geben, wenn es mehr als 8 Kilogramm wiegt. Von Zitrusfrüchten möchte ich allerdings abraten, weil sie zu viel Säure im Magen bilden.

Reagiert Ihr Baby auf einen bestimmten Saft mit Erbrechen oder Durchfall, warten Sie einfach ein paar Wochen, und versuchen es noch einmal. Taucht dieselbe Reaktion erneut auf, konsultieren Sie bitte Ihren Kinderarzt.

Je älter und größer das Baby wird, desto weniger brauchen Sie die Säfte zu verdünnen, bis Sie schließlich den reinen Saft füttern können. Meist verdreifacht sich das Gewicht des Säuglings im ersten Lebensjahr, während es um etwa die Hälfte wächst.

Stößt Ihr Baby häufiger auf als sonst, versuchen Sie es einfach mit ein wenig verdünntem Papayasaft. Bei Durchfall kann Brombeer- oder Blaubeersaft Linderung verschaffen. Für Ihr Baby verdünnen Sie den Saft, Kleinkinder über einem Jahr können Säfte pur trinken.

Ich möchte nicht, dass Sie glauben, unser Ziel sollte sein, unseren Kindern so früh wie möglich unverdünnte, reine Säfte zu trinken zu geben. Weit gefehlt! Einige Säfte werden immer so stark sein, dass sie mit milderen Säften oder roher Ziegenmilch verdünnt werden müssen. Grüne Säfte aus Brokkoli, Spinat, Grünkohl oder Weizengras sollten immer im Verhältnis 3 : 1 mit einem milderen Saft, wie zum Beispiel Möhre, Möhre-Sellerie, Apfel oder Apfel-Sellerie, verdünnt werden. Der große Vorteil am Mischen ist, dass Ihnen eine nahezu unerschöpfliche Auswahl an Kombinationen zur Verfügung steht, die Ihr Kind mag (oder zumindest akzeptiert).

Größere Kinder helfen mit: Probieren gehört dazu

Am besten weckt man das Interesse größerer Kinder für Säfte und deren Zubereitung, wenn man sie helfen lässt. Die Herstellung eines Fruchtsaftes ist, mit der Hilfe und unter Aufsicht eines Erwachsenen, für Kinder ein spannendes Erlebnis. Der Erwachsene sollte das Obst in passende Stücke schneiden, es sei denn, das Kind ist schon groß und verantwortungsbewusst genug, um selbst mit dem Messer umzugehen. Wenn Kinder beim Saftzubereiten helfen, möchten sie fast immer die Kombinationen probieren, um herauszufinden, wie sie schmecken. Wenn Sie ihnen einige Säfte zum Probieren geben würden, bei deren Zubereitung sie nicht geholfen haben, würden die Kleinen bei den meisten Sorten ablehnend den Kopf schütteln – ganz besonders bei Gemüsesäften. Aber meist funktioniert es, selbst die fadesten, bittersten oder schärfsten Gemüsesorten für Ihr Kind interessant und trinkbar zu machen, wenn Sie sie mit ausreichend Apfelsaft verdünnen. Kinder mögen generell lieber den Frucht- als den Gemüsegeschmack.

Apfel- oder Karottensaft kann mit fast allen anderen Frucht- oder Gemüsesäften gemischt werden, damit er besser schmeckt.

Versuchen Sie nicht, Ihrem fünfjährigen (ja, nicht einmal einem

vierzehnjährigen) Kind Informationen über Nährstoffe einzu-
trichtern. Warten Sie, bis die Kinder fragen. Sie befassen sich wesentlich intensiver mit diesem Thema, wenn Sie nicht versuchen,
Überzeugungsarbeit zu leisten.

Der beste Weg, Kindern Vitamine, Mineralstoffe, Enzyme und
Spurenelemente zu liefern, besteht darin, sie dazu zu bringen,
täglich vier Gläser mit verschiedenen Säften zu trinken.

Die wichtigste Gruppe chemischer Elemente, die heranwach-
sende Kinder brauchen, ist die der Elektrolyte: Natrium, Kalium,
Kalzium, Magnesium, Chlorid, Phosphor und Bikarbonat. Säfte
werden, ebenso wie die menschlichen Körperflüssigkeiten, mit
elektrisch aktiven chemischen Elementen und Molekülen aufge-
laden. Die Elektrolyte sind sehr wichtig für einen gesunden, aktiven Körper, und diese Nährstoffe können wir aus Säften gewinnen.

Säfte, Wasser, Mineralstoffe, Spurenelemente und eine Tabelle

Ein Neugeborenes wird nach neun Monaten in der gemütlichen,
sicheren Wärme im Fruchtwasser der Mutter in die Atmosphäre
der Erde mit einem Körper hineingeboren, der zu nahezu 75 Prozent aus Wasser besteht. Wasser ist die flüssige Basissubstanz
des Blutes, der Lymphflüssigkeit, der Tränen, des Speichels,
Urins, der Drüsensekrete und sämtlicher anderer Körperflüssigkeiten. Es ist, neben Sauerstoff, der wichtigste Nährstoff für den
menschlichen Körper. Während gestillte Neugeborene mit der
Muttermilch ausreichend Wasser aufnehmen, ist dies bei Fla-
schenkindern möglicherweise nicht der Fall.

Auf Grund des Eisens in der Babynahrung bekommen manche Säuglinge Verstopfung, was als Symptom für Dehydration zu werten ist. Unter diesen Umständen sollte das Baby zwischen 60 und 120 Milliliter Wasser pro Tag zu trinken bekommen. Fragen Sie Ihren Kinderarzt, ob Ihr Trinkwasser für das Kind geeignet ist. Wenn Sie Zweifel haben oder grundsätzlich lieber Wasser aus Ihrem eigenen Brunnen verwenden möchten, kochen Sie es bitte zehn Minuten lang ab, um eventuelle Bakterien abzutöten.

Reagieren Säuglinge auf Kindernahrung aus Kuhmilch allergisch, sollten Sie Ziegenmilch ausprobieren. Jedoch sollten Sie sie mit Folsäure anreichern, da Ziegenmilch keine Folsäure enthält. Sprechen Sie bitte mit Ihrem Kinderarzt. Den meisten Menschen ist nicht klar, dass eine Dehydration, das heißt ein akuter Flüssigkeitsmangel, zur erhöhten Bildung von Histaminen führen kann, die die schweren allergischen Reaktionen noch verstärken. In diesem Fall können Sie ausprobieren, ob die Symptome verschwinden, wenn Sie Ihrem Baby 60 Milliliter Wasser zu trinken geben.

Trinkwasser ist häufig eine wesentliche Quelle für Mineralstoffe und Spurenelemente; wir sollten jedoch nicht vergessen, dass Wasser an sich schon ein Nährstoff ist. Fehlt es, ist Dehydration die Folge, die von Müdigkeit, Teilnahmslosigkeit und häufiger Verstopfung begleitet wird. Wenn Sie Ihren Kinderarzt fragen, was passiert, wenn Ihr Kind nicht ausreichend trinkt, sagt er Ihnen bestimmt, dass dies kaum möglich ist, da Kinder immer trinken, wenn sie durstig sind. Und in der Tat tun sie das auch fast immer. Durst tritt ein, wenn 1 Prozent des Körperwassers fehlt. Die Fähigkeit, die Signale des Körpers zu verstehen, ist nicht bei allen Kindern gleichermaßen ausgeprägt. In den ersten sechs Lebensmonaten ist die notwendige Wassermenge durch die Muttermilch oder eine ausgewogene Babynahrung gewährleistet. Beginnt Ihr Kind, in der zweiten Hälfte seines ersten Lebensjahres Säfte zu trinken, sollten Sie ihm frische Säfte und nicht mehr als 120 Milliliter täglich davon geben. Bekommen die Kinder zu viel an Säften zu einem zu frühen Zeitpunkt, kann dies den Appetit auf andere wichtige Nahrungsmittel mindern. Die drei wesentlichsten Elemente, die im ersten Lebensjahr verabreicht werden müssen, sind Kalzium, Eisen und Zink – Kalzium für den Knochenaufbau, Eisen für die Blutbildung und Zink für das Wachstum. Entwickelt das Kind chronischen Durchfall und fühlt sich insgesamt nicht gut, überprüfen Sie immer die Getränke, die es zu sich nimmt, und sprechen Sie mit Ihrem Kinderarzt.

Mit vier bis sechs Monaten kann ein Kind mit Eisen angereicherte Kindergetreideprodukte zu sich nehmen. Weichen Sie diese Getreideprodukte in etwas Muttermilch oder Reismilch ein. Im Mixer können Sie Ihre eigenen Getreidemischungen aus Reis, Gerste, Hafer oder Soja herstellen und ein wenig grünen Saft als Eisenlieferant hinzufügen. Eisenmangel kommt am häufigsten bei Kindern zwischen sechs Monaten und drei Jahren vor, dem Zeitraum, in dem eine richtige Ernährung ausgesprochen wichtig ist. Die meisten Kleinkinder verdoppeln ihr Gewicht in den ersten sechs Monaten und verdreifachen es im darauffolgenden halben Jahr. Sie benötigen dringend die Nährstoffe, die ihre optimale körperliche und geistige Entwicklung gewährleisten.

Um die Zähne Ihrer Kinder vor Karies zu bewahren, achten Sie darauf, dass die Getränke, Snacks und Mahlzeiten so wenig wie möglich Zucker enthalten. Saccharose ist der größte Feind der Zähne. Putzen Sie die Zähne Ihres Kindes nach jeder Mahlzeit, und motivieren Sie es, sich nach jedem süßen Getränk den Mund auszuspülen. Natürlich sind frisch zubereitete Frucht- und Gemüsesäfte eindeutig kommerziellen Produkten wie kohlensäurehaltigen Limonaden, Fruchtnektaren und Getränken wie Gatorade (und wie auch immer die Konkurrenzprodukte heißen mögen) vorzuziehen. Trotzdem sollten Sie nicht zwanghaft versuchen, Ihr Kind vollständig davon abzubringen, denn dies führt lediglich zu Widerwillen und Ablehnung. Beginnen Sie einfach früh damit, Ihrem Kind generell eine gesunde Lebensweise beizubringen.

Die in Tabelle 6 (siehe Seite 204) genannten Tagesdosen geben Ihnen einen Überblick über die Nährstoffbedürfnisse von Kindern.

Kommt Ihr Kind ins Krabbelalter und beginnt langsam, sich an Säfte zu gewöhnen, sollten Sie Folgendes wissen:

Eineinhalb Tassen Traubensaft enthalten
- 10 IE Vitamin A
- 0,2 Gramm Vitamin C
- 0,035 Milligramm Vitamin B_1
- 0,045 Milligramm Vitamin B_2
- 0,08 Milligramm Vitamin B_6 und B_{12}
- 0,035 Milligramm Niazin
- 0,05 Milligramm Pantothensäure
- 3,5 Mikrogramm Folsäure
- 11 Milligramm Kalzium
- 0,035 Milligramm Kupfer
- 0,3 Milligramm Eisen
- 4,5 Milligramm Magnesium sowie
- 13,5 Milligramm Phosphor.

Dies als Beispiel dafür, was Sie von Säften zu erwarten haben.

Um die Zähne Ihrer Kinder zu schützen, sollten Sie dafür sorgen, dass die Kleinen sich nach jedem Saft oder zuckerhaltigen Getränk den Mund mit Wasser ausspülen.

Tabelle 6:
Empfohlene Tagesmenge für Kinder

Nährstoff	Einheiten	Kleinkind	Unter 4 Jahren	Über 4 Jahren
Vitamin A	IE	1500	2500	5000
Vitamin D	IE	400	400	400
Vitamin E	IE	5	10	30
Vitamin C	mg	35	40	60
Folsäure	mg	0,1	0,2	0,4
Thiamin	mg	0,5	0,7	1,5
Riboflavin	mg	0,6	0,8	1,7
Niazin	mg	8	9	20
Vitamin B_6	mg	0,4	0,7	2,0
Vitamin B_{12}	µg	2	3	6
Biotin	mg	0,05	0,15	0,30
Pantothensäure	mg	3	5	10
Kalzium	g	0,6	0,8	1,0
Phosphor	g	0,5	0,8	1,0
Jod	µg	45	70	150
Eisen	mg	15	10	18
Magnesium	mg	70	200	400
Kupfer	mg	0,6	1,0	2,0
Zink	mg	5	8	15

Anmerkung: I.E. = Internationale Einheiten, mg = Milligramm, µg = Mikrogramm, g = Gramm

Das Beste für Ihr Kind:
Die Powerstoffe in den Fruchtsäften

Vorsicht: Ärzte warnen davor, Säuglingen im ersten Lebensjahr Honig oder Sirupprodukte zu geben, da sie ernste Krankheiten hervorrufen können.

Vitamine

Die Mehrzahl von Obst und Gemüse enthält eine Fülle an Vitaminen, abgesehen von Vitamin D und B_{12}. Zur Deckung des Bedarfs an Vitamin D empfiehlt es sich, dem Saft ein wenig Dorschleberöl hinzuzufügen. Ein idealer Vitamin-B_{12}-Lieferant ist Chlorella als Tabletten oder Granulat. Geben Sie ein klein wenig in Wasser, und geben Sie es in den Saft Ihres Kindes.

Kalzium, Magnesium, Phosphor und Eisen

Verwenden Sie gemischte Säfte: drei Teile Möhren und einen Teil Grünkohl, Brokkoli oder Spinat und einen Teelöffel Weizengrassaft. Zitrussäfte und Pflaumensaft enthalten viel Kalzium.

Natrium, Kalium und Chlor

Bereiten Sie Säfte aus Grüngemüse, Okraschoten, Tomaten und sonnengereiften Früchten zu.

Zink, Mangan, Kupfer und Selen

Die Mehrzahl der Gemüse- und Obstsorten enthält zumindest ein wenig von den ersten drei Elementen, Selen enthält nur ein kleiner Teil von ihnen (dies hängt mit der Bodenqualität der Anbaugebiete zusammen). Innereien wie Leber hingegen haben einen hohen Selenanteil, ebenso wie Hummer und Shrimps. Sämtliche Fleischsorten, Geflügel und Fische sowie Nüsse (z. B. Paranüsse) sind ebenfalls gute Selenlieferanten.

Immer daran denken:
Säfte sind Lebensmittel

Wir dürfen nie vergessen, dass Säfte Lebensmittel sind, trotz der Tatsache, dass wir sie als Nahrungsergänzungsquelle benutzen, um in den Genuss der Stoffe zu kommen, die uns unsere normale Kost nicht liefert. Das Problem liegt nicht allein in der Kost. Es gibt viele Menschen, die gesund essen, aber nicht die beste Verdauung haben oder Nährstoffe nicht richtig aufnehmen können. Und genau hier helfen Säfte, ihren Organismus in Schwung zu bringen

Nährstoffe aus Säften sind leicht verdaut und schnell resorbiert, und überfluten sämtliche schwachen Organe, Drüsen und Gewebe mit ihren Nährstoffen, die gegen Mangelerscheinungen vorbeugen und ein Leben in Gesundheit unterstützen.

Um der Gesundheit und des Wohlbefindens Ihrer Kinder willen ist es Ihre Pflicht, ihnen das Trinken von Fruchtsaft beizubringen. Beginnen Sie heute damit!

Teil 2

Natürliches Mixen für Gesundheit und Wohlbefinden

Rund ums Mixen:
Rezepte und Heilanwendungen

Im Gegensatz zu Entsaftern, die die Flüssigkeit vom Obst- bzw. Gemüsefleisch trennen, verflüssigen Mixer die ganze Frucht, mixen Fruchtfleisch und Saft. Mixer eignen sich ganz besonders für die Zubereitung von Saftkombinationen – Säfte mit festen Bestandteilen, verschiedenen Obst- oder Gemüsesorten, Früchte mit Samen oder Nüssen usw. Verflüssigte Nahrungsmittel und Kombinationen werden vom Körper nicht so schnell verdaut und aufgenommen wie reine Säfte, doch immer noch schneller als feste Nahrung. Und sie liefern wichtige Ballaststoffe für den Darm.

Der hauptsächliche Vorteil von verflüssigten Nahrungsmitteln liegt darin, dass Sie sie mischen können, um eine bestimmte Kombination von Nährstoffen zu bekommen, die die einzelnen Früchte oder Gemüsesorten in dieser Form nicht besitzen.

Um den für Ihre Bedürfnisse richtigen Mixer auszuwählen und zu kaufen, müssen Sie ebenso nachdenken und recherchieren wie bei einem Entsafter. Vielleicht besorgen Sie sich die entsprechenden Verbrauchermagazine und studieren sie, um eine Vorstellung von Preis und Leistung der einzelnen Mixer zu bekommen. Die Mitarbeiter in Naturkostläden sind sicherlich ebenfalls gerne bereit, Sie zu beraten, welcher Mixer der Richtige für Sie ist.

Basisgetränke

- *Obstsäfte:* Für die Zubereitung gemixter Obstsäfte sollten Sie einen Basissaft für eine bestimmte Geschmacksrichtung bzw. Nährstoffschwerpunkt aus folgenden Obstsorten aussuchen: Apfel, Traube, Ananas (ungesüßt), Brombeere, Holunderbeere, Granatapfel, Maulbeere, wilde Kirsche, Blaubeere oder Himbeere.

- *Gemüsesäfte:* Für die Zubereitung gemixter Gemüsesäfte können Sie aus folgenden Früchten auswählen: Möhre, Sellerie, gemischte Grüngemüse oder Tomate.

- *Kräutertees* mit oder ohne Blätter/Samen (wie beispielsweise Alfalfa) können Sie als Basis für Obst- oder Gemüsesaftmischungen gleichermaßen verwenden. Wählen Sie entsprechend Ihren Wünschen bzw. medizinischen Bedürfnissen aus. So wirkt sich beispielsweise Papaya günstig auf die Nieren und Proteinverdauung aus, Schwarzwurzel auf den Heilungsprozess im Allgemeinen und den Darm und Heidelbeeren auf die Stärkeverdauung.

- *Milch:* Für Obst- und Gemüsesäfte kann Ziegenmilch, Reismilch, Sojamilch, Kokos- und Nussmilch sowie die Milch verschiedener Samen als Basis verwendet werden.

- *Gemüsebrühe* ergibt eine wunderbare Proteingetränk-Basis (ein Teelöffel auf etwa eine Tasse Wasser).

- *Vitamincocktail:* Ein Cocktail aus rohen Gemüsen ist eine der besten Möglichkeiten, den Körper mit Mineralstoffen zu versorgen. Die Säfte sollten jedoch nicht den Salat ersetzen, sondern zusätzlich getrunken werden. Trinken Sie diese Säfte zu jeder beliebigen Tages- oder zu einer Mahlzeit. Schütten Sie das Gemüsedämpfwasser nicht weg, sondern verwenden Sie es als Basisflüssigkeit für einen Vitamincocktail. Diese gemixten Säfte sollten als konzentrierte Nahrungsmittel und nicht als Getränk betrachtet werden, und Sie sollten sie gut kauen, damit sich Nahrung und Speichel mischen können.

- *Süßungsmittel:* Eingeweichte Rosinen, Datteln, Feigen oder süße Pflaumen ergeben einen wunderbaren Geschmack. In Wasser, Apfel- oder Ananassaft eingeweichte Walnüsse können einen unangenehmen Geschmack hervorragend überdecken. Ungeschwefelte Melasse kann ebenfalls zum Süßen hinzugefügt werden (sie enthält Vitamine des B-Komplexes). Außerdem können Sie Dattelzucker, Walnuss-Sirup oder Johannisbrotkernmehl verwenden.

Proteindrinks

Fügen Sie Obst oder Gemüse, Hüttenkäse, Eigelb, Nussbutter, Milch, Nüsse oder Saat, Sojapulver, pulverisierte Protein- oder Aminosäurepräparate oder Ähnliches hinzu, um ein Proteingetränk herzustellen.

Kohlehydratdrinks

Geben Sie gekochte oder eingeweichte Gerste oder anderes Vollkorngetreide dem Obst oder Gemüse hinzu. Übrig gebliebene gebackene Kartoffeln mit Schale können auf diese Weise hervorragend aufgebraucht werden – mischen Sie sie mit einem oder zwei Wurzelgemüsen, Lauch, grünem Blattgemüse, Petersilie und Kräutern, alles je nach Saison.

Als besonders nährstoffreicher Saft ist rohe Nuss- oder Saatmilch geeignet, die Sie auch beide je zur Hälfte mit Möhrensaft
mischen können. Geben Sie Banane zur Nuss- bzw. Saatmilch,
dann wird dieser Saft ganz besonders cremig.

Gemüsedrinks

Gemüsecocktail (3–4 Portionen)

2 Tassen Tomatensaft
1 kleine Selleriestange mit Schopf in Stücken
2 bis 3 Zweige Petersilie
2 Scheiben Zitrone
1 Streifen grüne Paprika
1 Zwiebelring
$^1/_4$ TL Gemüsebrühe (nach Saison und Wunsch)
$^1/_2$ TL Honig
Alle Zutaten mixen, bis sie flüssig sind.

Gartenfrischer Tomatensaft (1 Portion)

2 mittelgroße oder 1 große Tomate in Scheiben
Gemüsebrühe (nach Saison)
Eine Prise Ihrer Lieblingskräuter

Abkürzungen und Maßangaben

EL = Esslöffel
TL = Teelöffel
1 Tasse = eine große Tasse à 250 ml

Mixen Sie die Tomaten ohne zusätzliche Flüssigkeit. Geben Sie nach Wunsch ein wenig Gemüsebrühe hinzu und ein paar Ihrer Lieblingskräuter. Nach dem Mixen durch ein feines Sieb streichen und auskühlen lassen.

Borschtschdrink (1 Portion)
$1/_3$ Tasse Möhrensaft
$1/_3$ Tasse Rote-Bete-Saft
$1/_4$ Tasse Gurkensaft
1 EL Zitronensaft
Alle Zutaten mixen. Geben Sie 1 EL Joghurt darauf.

Möhrensaftcocktail (1 Portion)
1 Tasse Möhrensaft
$1/_4$ Tasse grüner Gemüsesaft Ihrer Wahl und/oder
1 oder 2 grüne Gemüseblätter (die äußeren Blätter des Endivien- oder Romanasalats eignen sich gut)
2 Zweige Petersilie
$1/_2$ TL Gemüsebrühe (nach Saison) oder Kräuter nach Wahl für den Geschmack
Alle Zutaten gut mixen.

Brunnenkressecocktail (2 Portionen)
2 Tassen ungesüßter Ananassaft
1 Bund Brunnenkresse
3 EL Honig oder Rohzucker
1 dicke Scheibe Zitrone
2 EL Zitronensaft
1 Tasse zerstoßenes Eis
Mixen, bis die Brunnenkresse flüssig ist.

Borschtsch-Joghurt-Drink (2 Portionen)
1 Tasse Joghurt (1 EL zum Garnieren aufheben)
$^1/_2$ kleine geschälte und entkernte Zitrone
$^1/_2$ Tasse gewürfelte Rote Bete
$^1/_2$ Tasse gewürfelte Möhren
$^1/_4$ Tasse gewürfelte Gurke
1 TL Gemüsebrühe (nach Saison)
Alle Zutaten gut mischen, bis sich eine sämige Masse bildet.
Nach Wunsch kann das Fruchtfleisch durch ein Sieb gestrichen
werden. Mit 1 EL Joghurt garnieren.

Möhren-Petersilien-Cocktail (1 Portion)
$^2/_3$ Tasse Möhrensaft
6 Zweige Petersilie (sorgfältig waschen)
Zutaten mixen.

Möhren-Sonnenblumen-Milch (4 Portionen)
$^3/_4$ Tasse Sonnenblumenkerne
3 Tassen Möhrensaft
Sonnenblumenkerne sorgfältig mixen. Zuvor zubereiteten Möhrensaft hinzugeben und einige Sekunden mit den fein geschnittenen Kernen mischen. Nach Wunsch 1 TL flüssiges Lezithin beim
Mixen hinzugeben (viele Nährstoffe!).

Fruchtdrinks

Melonencocktail

Verwenden Sie die ganze Melone (einschließlich Kernen, Schale und Fruchtfleisch) für diesen nährstoffreichen Cocktail. Melone sollte lieber nicht zu den Mahlzeiten gegessen werden, aber von Zeit zu Zeit können Sie gerne frische Aprikosen, Pflaumen, Äpfel, Pfirsiche oder Ananas hinzufügen.

Wassermelonendrink

Nehmen Sie die gewünschte Menge Wassermelone (einschließlich Fruchtfleisch, Kernen und Schale), und schneiden Sie alles in Würfel. Geben Sie ein wenig Wasser in den Mixer und fügen lose die Melonenwürfel hinzu, bis der Mixer zu drei Vierteln voll ist. Mixen, bis eine weiche Masse entstanden ist. Restliche Melonenwürfel hinzufügen. Den Saft durch ein grobes Sieb streichen, um die Hüllen der Melonenkerne aufzufangen.

Gemixter Fruchtsaft (1 Portion)

1 EL Fruchtkonzentrat (Kirsche, Apfel oder Traube)
1 Tasse Ananassaft, Milch, Nussmilch, Kokosmilch oder Reismilch
Nach Belieben kombinieren. Andere Früchte wie Banane, Blaubeeren, Erdbeeren, Zwetschgen, Pfirsiche, Aprikosen, Brombeeren und Himbeeren können hinzugegeben werden.

Ananasdrink »Tahini« (3 Portionen)

$1/2$ Tasse ungeschälte Sesamsaat oder Sesambutter
2 Tassen gekühlter Ananassaft
Einige Spritzer Zitrone

Sesam in den Mixer geben und gut zerkleinern (Butter ein wenig länger geschmeidig rühren). Ananas- und Zitronensaft hinzufügen und erneut mixen. Gut als Schlummertrunk geeignet.

Ananas- oder Orangen-Joghurt-Supreme (3–4 Portionen)
1^1/$_2$ Tassen Joghurt
1 EL Honig
^{1}/$_2$ Tasse Orangen- oder Ananassaft
Alle Zutaten mischen, bis sie eine geschmeidige Masse bilden. Dies ist ein sehr bekömmliches Getränk. Sie können nach Wunsch auch 1 TL flüssiges Lezithin, Sojalezithingranulat oder Reispulver hinzufügen.

Fruchtcocktail (3–4 Portionen)
^{1}/$_4$ Liter Ananassaft
1 EL Kokosnuss
^{1}/$_4$ Tasse Walnüsse
1 Banane
^{1}/$_8$ Liter Schwarzkirschsaft
1 TL Honig
^{1}/$_2$ Tasse Tofu
Sämtliche Zutaten sorgfältig mixen.

Möhren-Ananassaft-Supreme (2 Portionen)
^{1}/$_2$ Tasse gewürfelte Möhren
1^1/$_2$ Gläser gekühlter Ananassaft
^{1}/$_2$ Tasse gewürfelter Sellerie
1 EL Lezithingranulat
Sämtliche Zutaten mixen, bis sie eine geschmeidige Masse bilden.

Apfel-Pekan-Fruchtdrink (2 Portionen)
1 ungeschälter und gewürfelter Apfel
6 Pekannüsse
3 TL Rosinen
1 geschälte und geviertelte Banane
$^1/_4$ Liter Ananassaft
Sämtliche Zutaten sorgfältig mixen.

Orangen-Erdbeer-Traum (3–4 Portionen)
2 Tassen frische oder angetaute TK-Erdbeeren
1 Tasse Orangensaft
1 Tasse Eiscreme oder zerstoßenes Eis
2 EL Honig
1 EL Lezithingranulat
Sämtliche Zutaten mixen, bis eine glatte Masse entstanden ist.
Mit einer Erdbeere oder einem Stück Orange servieren.

Ananas-Sonnenblumen-Drink (3–4 Portionen)
$^1/_2$ Tasse Sonnenblumenkerne
1 geschälte und geviertelte Banane
Einige Spritzer Zitronensaft
2 Tassen Ananassaft
1 EL Lezithingranulat
Sonnenblumenkerne im Mixer sorgfältig zerkleinern. Die restlichen Zutaten hinzufügen und zu einer glatten Masse vermischen.
Anstelle von Ananassaft kann auch jeder andere Fruchtsaft verwendet werden.

Cooler Ananas-Trauben-Drink (7–8 Portionen)
3 Tassen gekühlter und ungesüßter Traubensaft

2 Tassen gekühlter und ungesüßter Ananassaft
1 Tasse Orangensaft
2 dünne Scheiben Zitronenschale
2 EL Lezithingranulat
Zutaten mischen, bis sie eine geschmeidige Masse bilden.

Alfa-Minz-Eistee (8–10 Portionen)
1 Tasse Wasser
1 Stück Zitronenschale (ca. 2,5 Zentimeter dick)
1 geschälte und geviertelte Zitrone
1 EL Honig
1¹/₂ Liter Alfa-Minz-Tee (im Naturkostladen erhältlich, nach der Packungsanweisung zubereiten)
4 bis 5 Zweige frische Minze (nach Belieben)
Wasser, Zitronenschale, Zitrone und Honig in den Mixer geben und gut mixen. Alfa-Minz-Tee und Pfefferminze hinzufügen. 25 Minuten ziehen lassen. Bis zum Servieren kühlen. Nach Belieben mit Honig süßen.

Minz-Freezer (3 Portionen)
¹/₂ Tasse Honig
1 Tasse Wasser
1 Tasse frische Minzeblätter
¹/₂ Tasse Zitronensaft
1 Tasse Schlagsahne
Honig und Wasser erhitzen (nicht kochen), bis der Honig sich aufgelöst hat. Minzeblätter hinzufügen und mixen, bis die Blätter zerkleinert sind. Zugedeckt abkühlen lassen. Zitronensaft hinzufügen. In den Eisbehälter abgießen, Fruchtfleisch der Minze entfernen und anfrieren lassen. In eine gekühlte Schale geben und

mit dem Rührgerät oder von Hand glatt rühren. Schlagsahne unterheben und gefrieren lassen, bis die Masse fest ist.

Express-Frühstück im Glas (1 Portion)

1 EL Leinsamen

1 EL Sesamsaat

1 EL Lezithingranulat

1 Tasse Vollmilch

1 rohes Eigelb

1 TL Honig

$1/2$ Fruchtsaft (nach Belieben)

1 EL Weizenkeimflocken

2 oder 3 Spritzer Zitronensaft (nach Belieben)

Lein- und Sesamsamen und Lezithingranulat im Mixer sorgfältig zerkleinern. Die restlichen Zutaten hinzufügen und mixen, bis eine glatte Masse entsteht. (Dieses Getränk sollte eingespeichelt und gekaut werden wie feste Nahrung.)

»*Mini-Mittagessen*«-*Drink* (3–4 Portionen)

2 EL Sonnenblumenkerne, Sesamsaat oder Mandeln

1 Tasse Apfelsaft

$1/2$ Tasse gekühlter und ungesüßter Ananassaft

$1/2$ Tasse Orangensaft

1 rohes Eigelb

1 TL Rosinen

1 Zweig Petersilie oder etwas Brunnenkresse

2 Spinatblätter

1 Stange Sellerie in 2,5 cm großen Stücken

$1/2$ Möhre in kleinen Stücken

2 EL Weizenkeime

1 TL Reispulver
1 EL Lezithingranulat
1 Tasse eisgekühltes Wasser
Samen bzw. Mandeln im Mixer gut zerkleinern. Die restlichen Zutaten hinzufügen und mixen, bis eine glatte Masse entstanden ist.

Minz-Limonen-Drink (6–7 Portionen)
1 Tasse kochendes Wasser
2 EL Honig
1 Tasse frische Minzeblätter
1 Liter gekühltes Wasser
$1/4$ Tasse Zitronensaft
1 Tasse Limonensaft
Nach Belieben Eiswürfel
Kochendes Wasser, Honig und Minzeblätter im Mixer gut durchmischen und abkühlen lassen. In ein großes Gefäß abgießen und kaltes Wasser, Limonen- und Zitronensaft hinzufügen. Gut durchrühren. Nach Belieben mit Eiswürfeln servieren.

Granatapfel-Ziegenmolke-Drink (3 Portionen)
2 große oder 3 kleine Granatäpfel
2 Tassen Flüssigmolke
Granatapfelsaft im Entsafter zubereiten. Anschließend zur Molke hinzugeben und sofort servieren.

Fruchtpunsch

Zitronen-Minz-Punsch (16–18 Portionen)

6 Zweige frische Minze

2 Tassen Wasser

1 Tasse Honig

2 Tassen Zitronensaft

Eine Prise Meersalz

1 Liter ungesüßter Grapefruitsaft

Minze, Wasser und Honig in einem Gefäß mischen. Fünf Minuten köchelnd ziehen lassen. Zitronensaft und Salz hinzufügen. Im Kühlschrank auskühlen lassen. Vorsichtig mit Grapefruitsaft mixen und gekühlt servieren.

Ananas-Rüben-Energiepunsch (3 Portionen)

2 Tassen gekühlter und ungesüßter Ananassaft

1 Tasse rohes Rübengemüse in Würfeln

1 EL Lezithingranulat oder flüssiges Lezithin

Sämtliche Zutaten sorgfältig mischen. Nach Belieben können auch Weizenkeime oder Reispulver untergemischt werden.

Ananas-Möhren-Zauber (3–4 Portionen)

2 Tassen ungesüßter Ananassaft

1 geschälte und geviertelte Orange

1 EL Lezithingranulat oder flüssiges Lezithin

1 mittelgroße Möhre in Scheiben

1 EL Honig

Zerstoßenes Eis oder Eiswürfel (nach Belieben)

Sämtliche Zutaten gut mischen. Gut gekühlt und nach Belieben mit Eiswürfeln oder zerstoßenem Eis servieren.

Milchdrinks und samtig Gefrostetes

Sojamilch und Sojacreme

Sojamilchpulver können Sie in jedem Naturkostladen kaufen. Um Sojamilch herzustellen, geben Sie bitte 2 TL Sojamilchpulver auf $1/2$ Liter Wasser. Mit Rohzucker oder Melasse süßen und eine Prise saisonaler Gemüsebrühe hinzufügen. Den Geschmack können Sie mit jeder Art Fruchtsaft oder Johannisbrotpulver variieren.

Im Kühlschrank aufbewahren. Verwenden Sie die Sojamilch in den Rezepten als Alternative zu Kuhmilch. Sie ähnelt Kuhmilch sowohl in Geschmack wie auch in Zusammensetzung und wird folglich auch ebenso schnell sauer. Versuchen Sie also, sie möglichst frisch zuzubereiten.

Sojamilch kann ebenfalls statt Reis- oder Ziegenmilch verwendet werden.

Bananenmilch (1 Portion)

1 Tasse Ziegenmilch
$1/2$ Tasse Fruchtsaft (nach Belieben)
1 reife Banane
1 EL Honig
Sämtliche Zutaten gut mischen.

Dattelmilchdrink (1 Portion)

5 entsteinte Datteln
1 Tasse Ziegenmilch
1 TL Kokosnusspulver
1 TL Nüsse
Aus Zutaten eine cremige Masse mischen.

Möhrenmilch (1 Portion)

1 Tasse Ziegenmilch

1 mittelgroße, geschnittene Möhre

Die Zutaten gut zerkleinern und mixen.

Bananen-Feigen-Milchshake (1 Portion)

$1/_2$ Tasse Sojamilch

$1/_2$ Tasse Feigensaft

1 TL Reispulver

1 sehr reife Banane

Johannisbrotpulver nach Belieben

Sämtliche Zutaten gut mixen, bis sie eine sämige Masse bilden.

Möhren-Bananen-Milchshake (2–3 Portionen)

$1/_2$ Tasse Ziegenmilch

1 sehr reife Banane

$1/_2$ Tasse Möhrensaft

1 TL Sonnenblumenkerne

Im Mixer gut mischen, bis eine cremige Masse entstanden ist.

Kühler Aprikosendrink

2 Tassen Ziegenmilch

$3/_4$ Tasse in Wasser aufgeweichte Trockenaprikosen

1 EL Honig

Zutaten gut mischen. Gekühlt servieren. Mit Aprikosenhälfte garnieren.

Honig-Bananen-Milchshake (3 Portionen)

1 Tasse gekühlte Ziegenmilch

1 geviertelte Banane

1 EL flüssiges Lezithin
1 EL Honig
1 Tasse zerstoßenes Eis
Sämtliche Zutaten mixen, bis sie eine glatte Masse bilden.

Ananas-Minz-Fizz (3–4 Portionen)
1 Tasse gekühlter und ungesüßter Ananassaft oder -stücke
2 Tassen kalte Sojamilch
1 Zweig frische Minze
1 EL flüssiges Lezithin
Sämtliche Zutaten mischen, bis eine glatte Masse entstanden ist.

Vanille-Kirsch-Supreme (8 Portionen)
2 Tassen rote Süßkirschen (8 Stück zum Garnieren beiseite legen)
1 Liter Eiscreme
$1/2$ Liter gekühlte Sojamilch
Kirschen, die Hälfte der Eiscreme und die Sojamilch mixen, bis eine sämige Masse entstanden ist. Mit jeweils einer Eiskugel und einer Kirsche garnieren und in hohen Gläsern servieren.

Erdbeer-Milchshake-Supreme (7–8 Portionen)
3 Tassen gekühlte Sojamilch
2 EL Honig
3 Tassen frische oder angetaute TK-Erdbeeren
1 EL flüssiges Lezithin
1 Liter Erdbeereis
Sojamilch, Honig, Erdbeeren und Lezithin gut mixen. Mit Eiscreme garnieren und in Gläsern servieren.

Ananas-Traum (7–8 Portionen)
1 Liter gekühlter und ungesüßter Ananassaft
4 große reife Bananen
Zutaten sorgfältig mixen.

Kirschdrink (3–4 Portionen)
2 Tassen Ananassaft
1 Tasse Sauerkirschen
1 Scheibe Zitrone oder Limone
1 EL Lezithingranulat
Sämtliche Zutaten im Mixer zu einer glatten Masse verarbeiten.

Schlanker Spezialdrink (2 Portionen)
2 Tassen gekühlter und ungesüßter Ananassaft
1 Bund Brunnenkresse
1 Tasse zerstoßenes Eis
Sämtliche Zutaten gut mixen.

Orangendrink »Sunset« (2–3 Portionen)
1 Tasse gekühlte Sojamilch
1 geschälte und geviertelte Orange
1 EL Honig
$^1/_2$ Tasse Orangensaft
1 geschälte und geviertelte Zitrone
1 Tasse zerstoßenes Eis
Sämtliche Zutaten im Mixer zu einer glatten Masse verarbeiten.

Himbeer-Traum (3–4 Portionen)
$1^1/_2$ Tassen gekühlter Ananassaft
1 Tasse frische oder angetaute TK-Himbeeren

2 EL Zitronensaft
1 EL Honig
2 Tassen zerstoßenes Eis
1 EL flüssiges Lezithin
Ananassaft und Himbeeren auf höchster Stufe mixen und zum Entfernen der Kerne durch ein Sieb streichen. Zurück in den Mixer geben und Zitronensaft, Honig, Eis und Lezithin hinzufügen. Zu einer geschmeidigen Masse verarbeiten.

Schlummer-Snack (1 Portion)
1 Tasse Milch
1 EL Lezithingranulat
1 EL Melasse
Die Zutaten mischen und warm trinken. Hilft bei Einschlafproblemen.

Guten-Morgen-Milchshake (4 Portionen)
2 EL Sonnenblumenkerne
2 bis 3 Tassen Ziegenmilch
2 EL Honig
3 bis 4 mittelgroße Möhren in 2,5 cm langen Stücken
Sonnenblumenkerne gut im Mixer zerkleinern. Die restlichen Zutaten hinzufügen und mixen, bis eine glatte Masse entstanden ist. Dieser nährstoffreiche Drink ist ideal für Kinder im Allgemeinen und Erwachsene, die von einer Krankheit genesen. Er kann zu jeder beliebigen Tageszeit genossen werden.

Samtiger Aprikosendrink (2 Portionen)
1 Tasse gedämpfte, frische Aprikosen
1 Tasse Ziegen-, Soja-, Reis-, Nuss- oder Saatmilch

2 Tassen zerkleinertes Eis

Honig zur Verfeinerung des Geschmacks

Alle Zutaten zu einer cremigen Masse verarbeiten. Für die samtigen Drinks können sämtliche anderen Früchte und auch Gemüse wie Möhren, Tomaten oder Spinat verwendet werden. Honig, Walnuss-Sirup oder Melasse eventuell zum Süßen verwenden.

Kokosmilchdrinks

Kokossaft oder -milch (3–4 Portionen)

1 Tasse ungesüßte Kokosraspel oder geraspelte frische Kokosnuss

3 Tassen heißes Wasser

Falls der Mixer zu voll wird, zunächst die Hälfte der Zutatenmengen zerkleinern. Abkühlen lassen. Diese Kokosmasse ist ein idealer Zusatz zu jedem Milchdrink (auch Sojamilch).

Möhren-Kokos-Milch (1 Portion)

$1/_2$ Tasse heißes Wasser

1 TL geraspelte frische Kokosnuss

$1/_2$ Tasse frischer Möhrensaft

Wasser und Kokosnuss im Mixer mischen. Möhrensaft hinzufügen.

Pflaumenmilch (1 Portion)

$1/_4$ Tasse entkernte Pflaumen

Einige Tropfen reine Vanille oder 1 Prise Zimt

1 Tasse Kokos- oder Sesammilch

Mixen, bis eine glatte Masse entstanden ist.

Milchshake (1 Portion)

1 gehäufter EL Sojamilchpulver

1 EL Honig

$1/2$ EL Johannisbrotpulver

1 Tasse Wasser

Sämtliche Zutaten zu einer cremigen Masse verarbeiten.

Geeister Minzshake (3–4 Portionen)

3 EL Johannisbrotsauce

$1/2$ EL Honig

$1/4$ TL Gemüsebrühe (nach Saison)

$1/4$ TL reine Vanille

$1/2$ Tasse Wasser

2 Tassen dickflüssige Sojamilch

1 EL Molkepulver

4 oder 5 Zweige frische Minze

1 Tasse zerstoßenes Eis

Sämtliche Zutaten mixen, bis eine cremige Masse entstanden ist.

Sesamshake

$1/2$ Tasse Johannisbrotpulver

$1/3$ Tasse Rohzucker

$1/2$ Tasse Wasser

Sesammilch

Vanille zur Verfeinerung des Geschmacks

Johannisbrotpulver, Zucker und Wasser in einem Topf fünf Minuten lang köcheln lassen. Gelegentlich umrühren. 1 gehäuften TL dieser Mischung auf 1 Tasse Sesammilch geben.

Einige Tropfen reine Vanille zur Verfeinerung hinzufügen und gut mischen.

Bananenshake (2–3 Portionen)

2 Tassen Soja-, Reis- oder Nussmilch

1 in Scheiben geschnittene Banane

1 rohes Eigelb

$1/2$ Tasse Johannisbrot

1 Spritzer Gemüsebrühe (nach Saison)

Sämtliche Zutaten im Mixer cremig rühren.

Drinks für die Thermoskanne

Mittagessen aus der Thermoskanne (1 Portion)

1 Tasse Apfel- oder Ananassaft

$1/2$ Tasse Orangensaft

2 Blätter Spinat oder Romanasalat

$1/2$ Tasse frisches Obst

1 kleines Stück Banane

$1/2$ Tasse gewürfelte Möhren

1 EL Reispulver

2 Zweige Petersilie

1 TL Rosinen

$3/4$ Tasse Cashewkerne oder Mandeln

1 kleines Stück Selleriestange in Würfeln

1 rohes Eigelb

2 TL Weizenkeime

1 Tasse zerstoßenes Eis

Sämtliche Zutaten drei Minuten lang mixen. Zerstoßenes Eis hinzufügen und in Thermoskanne füllen. Dies ist eine komplette Mahlzeit.

Vitalbrühe (1 Portion)

1 TL Gemüsebrühe (nach Saison)

$1/4$ Tasse Petersilie

1 Tasse heißes Wasser

$1/4$ Tasse Brunnenkresse

Nach Belieben weitere Kräuter und Grüngemüse

Sämtliche Zutaten zu einer glatten Masse mixen. In die vorgewärmte Thermoskanne füllen.

Gesundheitsdrink (1 Portion)

1 TL Gemüsebrühe (nach Saison)

1 EL Molkepulver

1 Tasse heißes Wasser

$1/4$ TL Speiserotalge

Nach Belieben Sahne zur Verfeinerung

Sämtliche Zutaten zu einer sämigen Masse verarbeiten. In die
vorgewärmte Thermoskanne füllen.

Protein-Kohlehydrat-Drinks

Slim-Jim (1 Portion)

1 Tasse Buttermilch

1 TL Bierhefe

1 TL Gemüsebrühe (nach Saison)

1 Eigelb

2 EL Weizenkeime

1 EL Gelatine

Einige Spritzer Zitronensaft

Sämtliche Zutaten mixen und sofort trinken.

Miami (1 Portion)
1 Tasse Papayatee
4 EL Hüttenkäse
3 EL Sonnenblumenkerne
4 Datteln
Sämtliche Zutaten im Mixer zubereiten. Abkühlen lassen und servieren.

Genießerdrink (1 Portion)
1 Tasse Ziegenmilch
1 TL Reispulver
1 EL Walnussbutter
2 EL entrahmtes Milchpulver
$1/4$ TL Speiserotalge
$1/3$ TL Melasse
Sämtliche Zutaten mixen und warm servieren.

Protein-Kohlehydrat-Spezialdrink (2–3 Portionen)
1 EL Leinsaat
1 Tasse kalte Ziegenmilch
$1/2$ Tasse geraspelten Cheddar-Käse
1 Eigelb
1 EL Lezithingranulat
1 EL Reispulver
1 EL Weizenkeime
Leinsaat im Mixer sorgfältig zerkleinern. Die restlichen Zutaten hinzufügen und zu einer glatten Masse verrühren. Dieser wohlschmeckende Drink enthält viele Proteine.
Meiner Ansicht nach ist Ziegenmilch eine hervorragende Proteinquelle.

Heißer Shake (1 Portion)

2 EL Johannisbrotpulver

2 EL entrahmtes Milchpulver

$3/4$ Tasse heiße Nussmilch

Zutaten mischen und servieren.

Und noch mehr Drinks

Was halten Sie davon, Ihre Gäste mit einem der folgenden Drinks zu überraschen? Diese Getränke enthalten nicht nur eine Menge Nährstoffe, sondern sind auch sehr schmackhaft.

Bonanza-Kirsch (3–4 Portionen)

1 Tasse schwarzer Kirschsaft

2 Tassen ungesüßter Ananassaft

2 EL Honig

1 Banane

1 Eigelb

2 EL Sojapulver

1 EL Weizenkeime

1 TL Reispulver

Sämtliche Zutaten gut mixen.

Hawaiidrink (3 Portionen)

1 Tasse Brombeersaft

$2/3$ Tasse Ananas

1 Eigelb

1 EL Honig

1 Banane

$^1/_3$ Tasse zerkleinerte Ananas

2 EL Sojapulver

Kokosraspeln zum Garnieren

Sämtliche Zutaten gut mixen und mit Kokosraspeln garnieren.

Tropic-Brise (1 Portion)

1 Banane

$^1/_2$ Tasse zerkleinerte Petersilie

2 EL Honig

2 EL Sojapulver

1 Tasse Papayasaft

Zutaten gut mixen.

Die Gute Erde (1 Portion)

1 Tasse Sojamilch

$^1/_4$ TL Speiserotalge

Einige Tropfen reine Vanille oder Zitronensaft

4 EL gekochtes Getreide (brauner Reis, Hafermehl oder Hirse)

Honig zur Verfeinerung des Geschmacks

Sämtliche Zutaten im Mixer zubereiten. Abgekühltes gekochtes Getreide mit Sojamilch mischen und erhitzen.

Limabohnendrink (3 Portionen)

3 EL Gemüsebrühe (nach Saison)

1 EL Bierhefe

1 TL Honig

1 Tasse gekochte Limabohnen

1 EL Molkepulver

2 EL Sahne

Gemüsebrühe, Bierhefe, Honig, die Bohnen und das Molkepulver zu einer glatten Masse verarbeiten. Sahne hinzufügen und unterrühren. Nach Belieben mit Honig verfeinern. Warm oder kalt servieren.

Veggidrink (1 Portion)
1 Tasse Möhrensaft
1 Selleriestange
$1/2$ Tasse Mais (möglichst frisch vom Kolben)
Gemüsebrühe (nach Saison)
Nach dem Mixen durch ein Sieb streichen. Ein wenig Süßrahm hinzufügen.
Anmerkung: Süßkartoffeln oder Yamswurzeln dienen als hervorragende Kohlehydratbasis für Getränke.

Drinks aus Nüssen und Samen

In einem guten Mixer können Nüsse und Samen in drei bis fünf Sekunden zerkleinert werden. Nur ein wenig mehr Zeit ist nötig, um sie zu pulverisieren oder zu einer Butter zu schlagen. Regelmäßiges An- und Abschalten des Mixers bei hoher Geschwindigkeit und wiederholtes Ausschaben des Mixers mit einem Gummispachtel erleichtern das Mixen. Je länger Sie mixen, umso feiner wird die Butter.

Mixen Sie eine Flüssigkeit unter die Butter, entsteht in kürzester Zeit ein nährstoffreiches Milch-Ersatzgetränk. Im Mixer zerkleinerte Nüsse und Samen werden einfach verdaut.

Mandelmilch
Verwenden Sie blanchierte oder unblanchierte Mandeln (oder

Nüsse Ihrer Wahl). Weichen Sie sie über Nacht in Ananas- oder Apfelsaft oder auch Honigwasser ein. Geben Sie ca. 100 Gramm dieser eingeweichten Nüsse in 150 Milliliter Wasser, und mixen Sie das Ganze zwei bis drei Minuten lang. Mit Honig oder Erdbeersaft, Johannisbrotmehl, Datteln oder Banane süßen. Gemüsesäfte schmecken ebenfalls sehr gut in Verbindung mit Nussmilch.

Nussmilch kann auch zur Geschmacksverfeinerung in Suppen und gebratenes Gemüse oder über Getreideprodukte gegeben werden. Mandelmilch ist ein basenreiches Getränk mit viel Protein, das einfach vom Körper aufgenommen wird.

Samen und Sprossen

Samen und Sprossen sind die Nahrungsmittel der Zukunft. Ich habe mir erzählen lassen, dass einige von ihnen über den Hormonspiegel männlicher und weiblicher Drüsen verfügen. Solange sie von einer Hülle umgeben sind, tragen Samen die Kraft des Lebens über eine lange Zeit in sich. Selbst die Samen, die in altägyptischen Gräbern gefunden wurden, begannen zu treiben, als man sie nach Jahrtausenden in die Erde einbrachte. Die beste Möglichkeit, diese wertvollen Nahrungsmittel aufzunehmen, ist über den Saft.

Leinsaat und Sonnenblumenkerne, Sesamsaat, Aprikosenkerne, getrocknete Melonensamen lassen sich neben zahlreichen anderen Samen hervorragend im Mixer zerkleinern. Da diese pulverisierten Samen rasch verderben und ranzig werden, sollten Sie immer nur kleinere Mengen nach Bedarf statt auf Vorrat zubereiten.

Damit Nüsse und Samen nicht ranzig werden, sollten sie mit Hülle im Kühlschrank aufbewahrt werden.

Kantalupkerndrink

Statt die Kerne und das Kerngehäuse der Kantalupmelone weg-
zuwerfen, mischen Sie sie doch mit ein wenig Ananassaft oder
mit Honig gesüßtem Haferstrohtee. Streichen Sie die Masse
durch ein Sieb, um die Samenhüllen zu entfernen, und servieren
Sie sie als delikate Nussmilch, die zahlreiche lebensnotwendige
Elemente enthält.

Variation: Kürbissamen können ebenso in Verbindung mit einem passenden Saft zubereitet und mit Honig oder Walnuss-Sirup und ein paar Datteln oder anderem Obst serviert werden.

Sesamsaatmilch

Ich halte die Sesamsaatmilch für eines der gesündesten Getränke. Sie ist gut für die Gewichtszunahme und für die Schmierung
des Verdauungstraktes geeignet und enthält eine Vielzahl an Proteinen und Mineralstoffen. Diese Saat wird als Basisnahrungs-
mittel in Indien, der Türkei und im Mittleren Osten verwendet.

Mixen Sie 2 Tassen Wasser, 1/4 Tasse Sesamsaat und 2 EL Sojamilchpulver, bis eine geschmeidige Masse entstanden ist. Wenn
Sie Saat mit Hüllen verwendet haben, streichen Sie die Mischung
durch ein feines Sieb oder ein drei- oder vierlagiges Leinentuch.

Variation: Geben Sie 1 TL Johannisbrotpulver und 6–8 entkernte
Datteln hinzu. Mit Banane, Dattelpulver, gekochten Rosinen oder
Traubenzucker können Sie den Geschmack noch verfeinern und
den Nährwert erhöhen. Bitte mixen Sie sämtliche Zutaten immer
sehr sorgfältig. Anstelle des Wassers können Sie auch Soja-, Reis-
oder Ziegenmilch verwenden.

Außerdem können Sie Sesamsaatmilch auch zusätzlich zu Obst
und Snacks, Gemüsebrühe, zu Getreideflocken zum Frühstück
geben oder mit jeder Art von Nussbutter mischen. Auch als Basis

für das Salatdressing ist sie geeignet. Wenn Sie sie zweimal täglich in Verbindung mit Bananen zu sich nehmen, ist dies gut für die Gewichtszunahme. Um Ihren Darm in Schwung zu bringen, sollten Sie die Milch zusammen mit Molke und Leinsaat oder Reispulver trinken.

Sonnenblumenkernmilch

Nach demselben Prinzip können Sie auch aus Sonnenblumenkernen Milch zubereiten. Weichen Sie die Saat über Nacht ein, und mixen Sie sie mit Früchten oder Saft. Geben Sie die Einweichflüssigkeit zum Wasser im Mixer. Am besten kaufen Sie ganze Sonnenblumenkerne und zerkleinern sie selbst. Wenn Sie keinen Mixer besitzen, können Sie natürlich stattdessen fertig geschrotete Sonnenblumenkerne verwenden.

Nusscreme (1 Portion)

$1^{1}/_{4}$ Tassen eingeweichte Samen oder Nüsse
1 Tasse reines Wasser
2 EL Honig
2 EL Sesamöl
Gemüsebrühe (nach Saison)
Zerkleinern Sie zuerst die eingeweichten Nüsse, und mixen Sie das Ganze mit Wasser. Geben Sie den Honig, das Sesamöl und die Gemüsebrühe hinzu, und mixen Sie die Mischung sorgfältig.

Nussmilch

Für eine Nussmilch nehmen Sie ein wenig mehr Wasser, als im oben genannten Nusscremerezept angegeben. Um eine Portion zu erhalten, geben Sie $^{1}/_{3}$ Tasse Nüsse oder Samen (die Sie zuvor mindestens zehn Stunden lang in Apfel- oder Ananassaft eingeweicht haben) auf 2 Tassen Ziegenmilch und die restlichen Zutaten. Im Kühlschrank hält sich diese Milch ein paar Tage lang.

Walnuss-Frucht-Nektar (1 Portion)

1 TL reines Walnuss-Sirup
1 Tasse Fruchtsaft
2 EL rohe Nüsse
Alle Zutaten im Mixer zubereiten.

Walnuss-Bananen-Creme (1 Portion)

1 EL Walnuss-Sirup
1 Tasse Ziegen-, Reis-, Soja- oder Samenmilch bzw. jede andere Art von Nuss- oder Saatmilch
1 TL ungeschlagene süße Sahne
2 EL zerstoßene Wal- oder Pekannüsse
1 reife, in Scheiben geschnittene Banane
Sämtliche Zutaten zu einer geschmeidigen Masse verarbeiten. Warm oder kalt servieren.

Frucht-Nuss-Drink »Jumbo« (3–4 Portionen)

1 Tasse Ananassaft
$1/2$ Tasse Schwarzkirschsaft
2 EL Sojamilchpulver
1 EL Kokosnuss
6 entkernte Datteln
1 EL Honig
$1/4$ Tasse Walnüsse
1 Eigelb
1 in Scheiben geschnittene Banane
Sämtliche Zutaten sorgfältig mixen.

Sesam-Bananen-Milchshake (1 Portion)

1 Tasse Sesammilch
3 bis 4 entkernte und in Stücke geschnittene Datteln
1 in Scheiben geschnittene Banane
Sämtliche Zutaten sorgfältig mixen.

Sesam-Frucht-Shake (1 Portion)

1 Tasse Sesamsaatmilch
2 bis 3 entkernte und in Stücke geschnittene Datteln
$1/_2$ zerkleinerte Banane
Ein kleines Stück Papaya
Sämtliche Zutaten sorgfältig mixen.

Sesamcreme »Extra« (1 Portion)

1 Tasse Sesamsaatmilch
1 EL geschroteter Leinsamen
3 bis 4 Datteln, Rosinen, Feigen oder Papaya in Stücken
1 TL Reispulver
1 EL geschrotete Sonnenblumenkerne
1 EL Weizenkeime
Sämtliche Zutaten gut mischen und über Frühstücksflocken oder
Obst geben.

Sesamnusscreme (1 Portion)

1 Tasse Sesamsaatmilch oder 1 TL Sesamsaatbutter in 1 Tasse
Wasser bzw. Fruchtsaft
$1/_2$ Tasse Nussbutter
6 entsteinte und in Stücke geschnittene Datteln
Sämtliche Zutaten gut mixen und zum Frühstück über das Obst
geben oder als süßes Dressing für den Salat verwenden.

Sesamsaatdressing (8 Portionen)

1 Tasse geschrotete Sesamsaat

1 Tasse kochendes Wasser

1 Tasse kalt gepresstes Öl

4 EL Gemüsebrühe (nach Saison)

Zitronensaft zum Abschmecken

Die Sesamsaat im Mixer gemeinsam mit dem Wasser zu einer glatten Masse verarbeiten. Öl, Brühe und Zitronensaft hinzugeben und ein dickflüssiges, cremiges Dressing zubereiten. Nach Belieben verdünnen oder verfeinern.

Dr.-Jensen-Spezialdrink (1 Portion)

1 EL geschrotete Sesamsaat

1 Tasse Flüssigkeit (Obst- oder Gemüsesaft, Sojamilch oder mit Wasser verdünnte Gemüsebrühe)

$1/_4$ Avocado

1 TL Honig

Sämtliche Zutaten sorgfältig mixen.

Drinks: Heilmittel und Heilanwendungen

Solange Ihre Ernährung nicht vollständig ausgewogen ist, ist es nicht angebracht, ein Heilmittel gegen ein bestimmtes Symptom einzusetzen. Es macht keinen Sinn, wertlose und eher schädliche Nahrungsmittel zu konsumieren und anschließend nach einem Heilmittel zur Behebung der selbst verursachten Schäden zu suchen. Nutzen Sie mein Konzept für Gesundheit und Wohlbefinden als Leitfaden für eine ausgewogen zusammengestellte Kost.

● APPETITLOSIGKEIT

Tropischer Appetitmacher (1 Portion)

$3/_4$ Tasse Ananassaft

6 Löwenzahnblätter

Sämtliche Zutaten sorgfältig mixen.

● ARTHRITIS

Peacemaker (2 Portionen)

1 EL Alfalfasaat

$1/_2$ Liter Wasser

Die Zutaten in einem Topf zum Kochen bringen. Über Nacht ziehen lassen und abseihen.

● ATEMWEGSERKRANKUNGEN/KATARRHE

Vitalisierungsdrink (1 Portion)

$1/_4$ Tasse gewürfelte Paprikaschote

$1/_4$ Tasse geschnittene Petersilie

1 Tasse Tomaten- oder Möhrensaft

Sämtliche Zutaten sorgfältig mixen.

Verwenden Sie Nahrungsmittel, die viel Vitamin A und C enthalten. Paprikaschoten enthalten eine große Menge Vitamin C, Petersilie hingegen liefert viel Vitamin A. Verwenden Sie diesen Saft als Basis oder als Bestandteil von Mixgetränken.

● BLUTBILDUNG

Energiedrink »Kirsche« (2 Portionen)

1 Tasse Sellerie, Petersilie und Spinat

1 Tasse Süßkirschsaft

1 Tasse Basisgemüsesaft nach Wahl

Zutaten sorgfältig mixen.

Energiedrink *»Fruchtmix«* (1 Portion)
1 Tasse Kirsch-, Trauben- oder Ananassaft
1 Algentablette oder $\frac{1}{4}$ TL Speiserotalgenpulver
1 EL Molkepulver
1 Eigelb

● DURCHFALL
Versuchen Sie es mit Johannisbrotpulver oder aber mit Brombeersaft, der ebenfalls sehr wirksam ist.

● DRÜSEN UND NERVEN
Sunrise (1 Portion)
1 Tasse süßer Kirschsaft
1 Eigelb
2 EL Weizenkeime
Sämtliche Zutaten sorgfältig mixen.

● ENERGIEMANGEL
Energieschubdrink (2 Portionen)
1 Tasse Apfelsaft
1 Tasse Selleriesaft
1 EL Weizenkeime
1 EL Mandelbutter
1 EL Sojamilchpulver
Sämtliche Zutaten sorgfältig mixen.

● GEHIRN- UND NERVENSYSTEM
Mixdrink *»Klarer Kopf«*
1 EL Hüttenkäse
1 EL Sonnenblumenkerne

1 EL eingeweichte Nüsse
1 EL Weizenkeime
1 EL Reiskleie bzw. -pulver
Sorgfältig mixen und täglich 2 bis 3 Teelöffel einnehmen.
Bei Nervenstörungen Rettich, Pflaumensaft und Reispulver mischen. Sellerie, Möhre, Kopfsalat, Tomate und Pflaumensaft können die Nerven ebenfalls beruhigen.

● GESICHTSHAUT/TEINT
Seidenweichdrink (1 Portion)
$1/2$ Tasse Apfelsaft
$1/2$ Gurke
Zutaten sorgfältig mixen.

Beruhigendes Tonic (1 Portion)
$1/2$ Tasse Gurkensaft
$1/4$ Tasse Endivie
$1/2$ Tasse Ananassaft
Zutaten sorgfältig mixen.

● GEWICHTSABNAHME
Gemixte Proteingetränke können bei der Gewichtsreduktion helfen. Für eine sättigende Mittagsmahlzeit mischen Sie sich beispielsweise Hüttenkäse mit Sojamilch oder Molke mit Aprikosen- bzw. Pfirsichnektar oder Apfelsaft. Frische Äpfel lassen sich hervorragend zum Beispiel mit Ananassaft mischen.
Säfte aus Tomaten, Papayas oder Ananas sind ebenfalls gute Basissäfte. Für einen Zitrusbasissaft eignet sich beispielsweise das Fleisch von Grapefruit oder Orange. Sie können Ihre Drinks auch mal mit Brunnenkressetabletten anreichern.

Nuss- und Samenmilch eignen sich ebenfalls zur Gewichtsabnahme. Sojamilch sollten Sie aus fettarmem Sojamilchpulver aus dem Naturkostladen zubereiten. Gelatinemolke kommt auch für die Gewichtsreduktion in Frage. Versuchen Sie folgende Rezepte:

Erdbeer-Soja-Drink (1 Portion)
1 Eigelb
4 frische Erdbeeren
$1/4$ Liter Sojamilch
Honig zur Verfeinerung des Geschmacks
Sämtliche Zutaten sorgfältig mixen. Sie können auch andere frische Obstsorten oder -säfte verwenden.

Gelatinemolke (1 Portion)
$1/4$ Tasse kaltes Wasser
2 EL weiße Gelatine
$3/4$ Tasse kochendes Wasser
3 EL Molkepulver
Kaltes Wasser und Gelatine mischen. Kochendes Wasser und Molke hinzufügen und sorgfältig mixen.
Variationen:
Vanille: Einige Tropfen Vanille hinzufügen
Orange: 1 TL Orangensaft und ein wenig geriebene Schale hinzugeben
Minze: Minztee anstelle von Wasser verwenden

● GEWICHTSZUNAHME
Fruchtcocktail (1 Portion)
$1/2$ Tasse eingeweichte Trockenfrüchte
1 EL Sojamilch

1 Tasse Ananassaft
1 EL Nuss- oder Samenbutter
Sämtliche Zutaten sorgfältig mischen.
Leinsaattee, jedem Frucht- oder Proteingetränk hinzugegeben,
kann ebenfalls die Gewichtszunahme unterstützen.

⬤ HAARE (FÜR DEN GLANZ)
Sunshine (1 Portion)
1 Tasse süßer Kirschsaft
1 Tasse Haferstrohtee
Zutaten sorgfältig mixen.

⬤ HAUT
Samthaut (1 Portion)
$1/_2$ Tasse Ananassaft
2 EL geschnittene Petersilie
$1/_3$ zerkleinerte Gurke
Sämtliche Zutaten sorgfältig mixen.
Haferstrohtee und Reispulver sind ebenfalls sehr gut für die Haut.

⬤ HERZKRANZGEFÄSSE
Jeder Drink, wie beispielsweise Möhren- oder Ananassaft mit
Honig, ist angezeigt. Umrühren, bis sich der Honig vollständig
aufgelöst hat.

⬤ KÖRPERAUFBAU
Vitalgetränk (1 Portion)
$1/_2$ Tasse Kokosmilch
3 frische Feigen oder eingeweichte Trockenfeigen
Zutaten sorgfältig mixen.

● Magen-Darm-Beschwerden
Wohltuender Mix
1 Tasse Tomatensaft
6 Blätter Endiviensalat oder Brunnenkresse
1 Selleriestange
Sämtliche Zutaten sorgfältig mixen.
Jede Kombination von Gemüsen ist im Prinzip geeignet. Seihen
Sie die Mischung nach dem Mixen ab, da nicht jeder Patient mit
Magen-Darm-Beschwerden Ballaststoffe verträgt. Trinken Sie
die Flüssigkeit, und schütten Sie das Fruchtfleisch weg.
Möhrensaft und Kokosnussmilch können bei Koliken, Gastritis
und Blähungen verwendet werden; bei Magengeschwüren leistet
steif geschlagenes Eiweiß gute Dienste. Geben Sie es einfach
oben auf Ihre gemixten Säfte.

Molke: Geben Sie bei sämtlichen Arten von Verdauungsbeschwerden Molke zu Ihren Milch- oder Saftdrinks. Sie enthält
viel natürliches Natrium und kann entweder pur getrunken oder
in Verbindung mit zahlreichen Nahrungsmitteln (insbesondere
aber mit Mischgetränken) verzehrt werden.

● Nieren
Nierendrink (1 Portion)
2 Petersilientabletten
1 Tasse Wasser
Zutaten mischen.

● Rheumatische Beschwerden
Geben Sie 1 TL getrocknete Süßmolke (Ziegenmilchmolke ist am
besten geeignet) auf 1 Tasse beliebigen Saft (außer Saft aus Zit-

rusfrüchten), wenn Sie unter steifen Gelenken oder Gelenk-
schmerzen leiden. 1 TL Molke können Sie auch zu Gemüsebrühe,
Suppen und Saat- oder Nussmilchgetränken geben.

● ÜBERSÄUERUNG

Tropischer Sturm (1 Portion)
$^1/_2$ Tasse Grapefruitspalten
6 Spinatblätter
$^1/_4$ Tasse Ananassaft
Sämtliche Zutaten gut mixen.

● VERDAUUNGSSCHWÄCHE

Trinken Sie als Erstes nach dem Aufstehen 1 Tasse warmen Kräutertee. Pflaumensaft oder Saft aus gelben Früchten bzw. Gemüsen ist ebenfalls sehr wirksam.

Tabelle 7:
Säfte und Saftmischungen bei Beschwerden

Beschwerde/Krankheit/Gebiet	*Kombination*
Asthma	Sellerie- und Papayasaft
Bettnässen	Sellerie- und Petersiliensaft
Blase	Sellerie- und Granatapfelsaft
Blutarmut	Petersilien- und Traubensaft
Bluthochdruck	Möhren-, Petersilien- und Selleriesaft
Durchfall, Infektion	Möhren- und Brombeersaft
Drüsen, Kropf, Impotenz	Selleriesaft, 1 TL Weizenkeime, $^1/_2$ TL Speisealgen
Erkältungskrankheiten (mit Katarrh und Heiserkeit)	Brunnenkresse- und Apfelsaft mit $^1/_4$ TL Tartarcreme

Beschwerde/Krankheit/Gebiet	Kombination
Erkältungskrankheiten (bronchiale)	Sellerie- und Grapefruitsaft ($^1/_4$ TL Tartarcreme hinzufügen)
Fieber, Gicht, Arthritis	Sellerie- und Petersiliensaft
Gallenblasenbeschwerden	Rettich-, Pflaumen-, Schwarzkirsch- und Selleriesaft
Gewebereinigung	Sellerie-, Petersilien-, Spinat- und Möhrensaft
Gewichtsreduktion	Petersilien-, Trauben- und Ananassaft
Leberbeschwerden	Rettich- und Ananassaft
Neuralgien (Nervenschmerzen)	Gurken-, Endivien- und Ananassaft
Nierenprobleme	Sellerie-, Petersilien- und Spargelsaft
Rachitis*	Löwenzahn- und Orangensaft
Rheumatismus, Neuritis, Neuralgie (Nervenschmerzen)	Gurken- und Endiviensaft sowie Molke
Schlafstörungen, Schlaflosigkeit	Kopfsalat- und Selleriesaft
Schlechte Blutzirkulation	Rüben- und Brombeersaft
Schlechtes Gedächtnis	Sellerie-, Möhren- und Pflaumensaft sowie Reispulver
Skorbut, Ekzeme	Möhren-, Sellerie- und Zitronensaft
Übergewicht, Fettleibigkeit	Rübengrün-, Petersilien- und Selleriesaft
Verdauungsstörungen, Untergewicht	Kokosmilch, Feigen-, Petersilien- und Möhrensaft
Verstopfung, Magengeschwüre	Selleriesaft mit etwas süßer Sahne, Spinat- und Grapefruitsaft

* Rachitis entsteht häufig als Folge von Vitamin-D-Mangel und kann mit Dorschleberöl und kalziumreichen Nahrungsmitteln wie Ziegenmilch oder Käse geheilt werden. Setzt sich ein Mensch jedoch täglich 15 bis 30 Minuten dem Sonnenlicht aus, produziert der Körper ausreichend Vitamin D. Eier, Fisch und Leber sind die einzigen Lieferanten für Vitamin D. In Obst und Gemüse ist es nicht enthalten.

Nicht zu vergessen: Die Ballaststoffe

Während der vergangenen 20 Jahre hat der englische Wissenschaftler Dr. Denis Burkitt beobachtet, dass Menschen, die viel ballaststoffreiche Nahrung zu sich nehmen, weniger häufig an Dickdarmkrebs, Divertikulose (krankhaften Darmausstülpungen), Diabetes, ischämischen Herzerkrankungen (bedingt durch Durchblutungsmangel) sowie Blinddarmentzündung erkranken. Obwohl Ballaststoffe (sowohl lösliche wie unlösliche) aus Obst, Gemüse, Vollkorn, Nüssen und Samen (Fasern aus nicht tierischen Quellen) keine essenziellen, sogar vom Körper nicht zu verwertenden Stoffe sind, sollten sie dennoch in bestimmten Mengen aufgenommen werden, um einer Funktionsstörung vorzubeugen, insbesondere im Darm. Ballaststoffe fördern die Verdauung und regen die Darmbewegung an. Ballaststoffe können selbstverständlich Bestandteil eines Mixgetränkes sein. Für einen Erwachsenen liegt die empfohlene Tagesdosis bei 25 Gramm, ein Übermaß führt zum gegenteiligen Effekt.

Säfte sind eine wunderbare Sache und bringen Vitamine und Mineralstoffe am schnellsten in den Körper, doch die Ballaststoffe in Salaten und rohen Mixgetränken sind in meinen Augen eine nicht minder wunderbare Sache und nicht wegzudenkender Teil einer gesunden Ernährung. Ich glaube, dass ich nicht falsch liege, wenn ich behaupte, dass heute viel zu wenigen Menschen klar ist, inwieweit Gesundheit und Wohlbefinden von einem gesunden Darm abhängen.

Verstopfung verstopft nicht nur den Darm, sondern sie verhindert auch den Abtransport von Abfallprodukten, erhöht das Risiko von Divertikulose und entzündlichen Darmerkrankungen und drückt die Giftstoffe, die normalerweise ausgeschieden werden,

Tabelle 8:
Nahrungsmittel mit Ballaststoffen

Nahrungsmittel	Ballaststoff
Apfel	1,06 g
Aprikosen (3 Stück)	0,64 g
Avocado	4,20 g
Banane	0,57 g
Birne	2,30 g
Bohnen, grün (1 Tasse)	2,20 g
Brunnenkresse	0,12 g
Datteln (10 Stück)	1,80 g
Erbsen, roh ($^1/_2$ Tasse)	1,70 g
Feige	0,77 g
Grapefruit ($^1/_2$ Stück)	0,24 g
Kantalupmelone (1 Tasse)	0,50 g
Kartoffeln, roh	0,50 g
Kiwi	0,84 g
Linsensprossen (1 Tasse)	2,35 g
Möhre (mittelgroß)	0,75 g
Orange	0,56 g
Paprika, grün ($^1/_2$ Tasse)	0,60 g
Spinat, roh ($^1/_2$ Tasse)	0,25 g
Tomate	0,57 g

in die Blutbahn. Will man Verstopfung langfristig in den Griff bekommen, ist eine kontinuierlich ballaststoffreiche Ernährung unerlässlich. Aus diesem Grund sollten Sie unbedingt darauf achten, dass Sie um Ihrer Gesundheit willen täglich ausreichend Ballaststoffe zu sich nehmen. In Tabelle 8 habe ich die wichtigsten ballaststoffreichen Nahrungsmittel aufgelistet, die täglich Platz auf Ihrem Speiseplan finden sollten.

Zellulose, das Stützgewebe der Pflanzen, ist in der Lage, Wasser wie ein Schwamm aufzunehmen und zu speichern, macht den Stuhl weicher, regt die Darmbewegung an und verkürzt die Durchlaufzeit der Nahrungsstoffe durch den Darm. Zellulose geht außerdem mit Schwermetallen und Fetten eine Verbindung ein und sorgt für deren raschen Abtransport aus dem Körper. Dies trägt zur Senkung des Triglyzerid- und Cholesterinspiegels bei und schützt gegen den schädlichen Einfluss von Metallen wie Blei und Kadmium.

Ein Wort zum Schluss

Ich bin mir sicher, dass Sie viel Gefallen an der Zubereitung und am Mischen von Säften und an einigen meiner Rezepte haben werden. Und ich bin überzeugt davon, dass Sie von dem Gefühl des Wohlbefindens begeistert sein werden, wenn Ihr Körper erst einmal alles hat, was er braucht. Den höchsten Nährwert aus den Früchten und rohen Gemüsen liefern Sie Ihrem Körper, wenn Sie Ihren Saft zubereiten beziehungsweise mixen und ihn sofort trinken. Ihr Körper wird Ihnen all die frischen Nährstoffe mit mehr Energie und einer gesteigerten Abwehrkraft gegen Erkältungen, Grippe und Beschwerden und Leiden des Älterwerdens danken. Ich bin davon überzeugt, dass wir immer nur so alt sind, wie wir uns fühlen.

Möglicherweise haben Ihnen andere Menschen schon ganz aufgeregt von den »lebendigen Enzymen« erzählt, die sie mit den frischen Säften zu sich nehmen. Nun, in den Säften sind tatsächlich »lebendige Enzyme«, und zwar zu Tausenden in jeder einzelnen Zelle.

Doch Enzyme sind Proteine, und wenn sie im Magen bzw. im Dünndarm ankommen, werden sie wie alle anderen Proteine verdaut. Doch es passiert etwas ausgesprochen Aufregendes mit den Enzymen, denn bei ihrer Aufspaltung werden chemische Elemente, wie beispielsweise Eisen, Kupfer, Zink, die B-Komplex-Vitamine sowie die Aminosäuren, aus denen jedes Enzym aufgebaut ist, freigesetzt. Übrigens werden Papaya- und Ananasenzympräparate zur Unterstützung der Verdauung eingesetzt.

Ich möchte Sie noch einmal ermutigen, beim Mixen Ihrer persönlichen Gesundheitsdrinks auch viele ballaststoffreiche Nahrungsmittel zu verwenden. Verstopfung ist ein Problem, unter dem sehr viele Menschen der Industrienationen leiden, und es ist ein völlig unnötiges Problem. Bananen, Pflaumen und Pfirsiche bieten sehr wohlschmeckende und gesunde Ballaststoffe. Ich gebe häufig eine Hand voll frische Petersilie zusammen mit einem Esslöffel roher Kürbiskerne in den Mixer, und dies liefert meinem Körper so Gesundes wie Chlorophyll, Zink, Kalzium, B-Komplex-Vitamine, Vitamin C und Ballaststoffe.

Heute, mit 91 Jahren, schenken Säfte mir Leben. Auf ganz einfache Weise bekomme ich aus ihnen, was gut für mich ist. Natürlich achte ich auch insgesamt auf meine Ernährung und bemühe mich täglich um Ausgewogenheit.

Und vergessen Sie die tägliche Bewegung bitte nicht. Sie können noch so viele wertvolle Nährstoffe in Ihrem Körper haben, doch wenn die Blutzirkulation nicht optimal funktioniert, können Sie davon kaum profitieren. Und wenn es nur ein Spaziergang ist – dann machen Sie ihn. Gehen Sie spazieren, bergauf und bergab. Einige der Menschen, die ich in Pakistan im Hunza-Tal kennen gelernt habe, waren zeit ihres Lebens nie beim Arzt. Ihr Erfolgsgeheimnis bestand aus der täglichen Bewegung, die ihnen ihre langen Märsche zur Arbeit bescherten, aus einer einfachen, vorwiegend fleischfreien oder fleischarmen Kost und aus dem mineralstoffreichen Trinkwasser des Gletschers. Und ebendiese Mineralstoffe können Sie aus den Säften beziehen.

Ich hoffe, Sie hatten Freude an diesem Buch und werden noch viel mehr Freude an Ihren Säften haben. Säfte sind ein wunderbarer Teil meines Lebens, und ich hoffe, es wird auch bald ein Teil des Ihren sein.

Register